Natürlich Verhüten ohne Pille

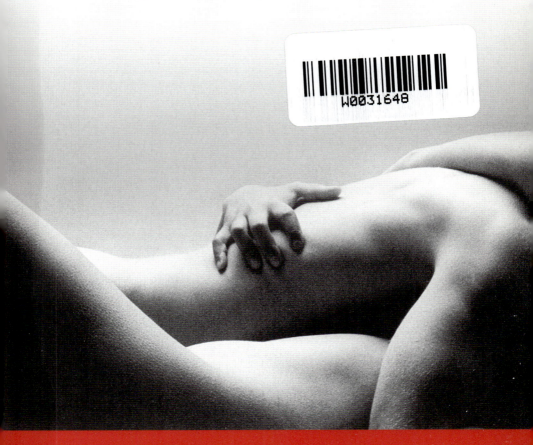

Inhalt

Ganz einfach verhüten – aber natürlich!	**4**
Verhüten ja, aber wie?	**6**
Viele verhüten, doch nur wenige kennen sich aus	**10**
Hormone bestimmen den Zyklus	11
Nur von kurzer Dauer: Die fruchtbare Zeit	14
Millionen Samenfäden auf dem Weg zur Eizelle	14
Die Wahl der richtigen Mittel	**18**
Wie müsste die ideale Verhütungsmethode aussehen?	20
Welche Methoden gibt es überhaupt?	**22**
Gesundheitlich nicht unbedenklich: Die chemischen Mittel	22
Hormoneller Schutz: Die Antibabypille	23
Mechanische Barrieren: Manche stören das Liebesspiel	27
Natürliche Methoden	**36**
Signale der Fruchtbarkeit wahrnehmen	37
Was für die natürliche Familienplanung spricht	37
Körperliche Vorgänge besser verstehen	39
Worauf es bei der Empfängnisverhütung ankommt	**42**
Besonders wichtig: Die innere Einstellung	43
Sicher ist sicher – oder doch nicht?	45
Was es mit dem Pearl-Index auf sich hat	46
Die gängigsten Methoden der Geburtenregelung	**52**
Kalendermethode: Die gefährlichen Tage berechnen	52
Temperaturmethode: Mit dem Thermometer dem Eisprung auf der Spur	57
Schleimbeobachtung: Worauf der Gebärmutterhalsschleim hinweist	65
Symptothermale Methode: Alle Zeichen der »gefährlichen Zeit« erkennen	75
Muttermundkontrolle: Nur zur Sicherheit	76
Natürlich verhüten will gelernt sein	81
Vor- und Nachteile der symptothermalen Methode	82
Messfühler und Minicomputer	85
Was es sonst noch an »natürlichen« Methoden gibt	**90**
Coitus interruptus	90
Coitus hispanicus	93
Coitus saxonicus	93
Coitus reservatus	94
Natürliches Verhüten in besonderen Lebenslagen	**96**
Nach Absetzen der Antibabypille	96
Nach der Geburt	97
In den Wechseljahren	99
Bei Kinderwunsch	101
Alles in allem eine moderne und sichere Methode	102

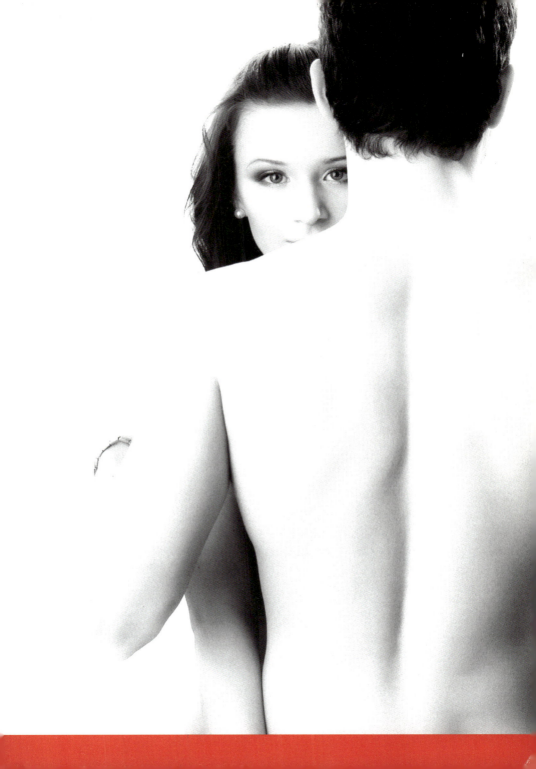

Ganz einfach verhüten – aber natürlich!

Haben Sie schon einmal »vatikanisches Roulette« gespielt? Dieses riskante Vabanquespiel, bei dem die vermeintlich unfruchtbaren Tage der Frau nach dem Kalender abgezählt werden? Wer hat nicht schon davon gehört – oder es gar ausprobiert (und womöglich leidvolle Erfahrungen damit gemacht)? Manche Zeitgenossen halten diese überaus unsichere Rechenakrobatik für die natürliche Methode der Familienplanung schlechthin, die sie denn auch wagemutig anwenden – oder rundweg ablehnen. Dabei gibt es längst raffiniertere Methoden der Empfängnisregelung, die – richtig angewendet – ebenso zuverlässig sind, wie beispielsweise die »Pille« oder »Spirale«, ohne jedoch wie diese in das biologische Geschehen im Körper der Frau einzugreifen.

Geburtenkontrolle ohne Pille? Das ist doch beileibe nichts Neues, werden Skeptiker jetzt mit Recht einwenden. Schließlich kannten schon unsere Altvorderen genügend Mittelchen und Wege, die Zahl ihrer Nachkommenschaft schlecht und recht im Zaum zu halten. Doch mit den verstaubten Praktiken, mit denen sich unsere Großeltern notgedrungen herumplagten, haben die modernen Modelle der natürlichen Empfängnisregelung nichts im Sinn.

Wie Sie im Folgenden sehen werden oder vielleicht schon selbst festgestellt haben, ist natürliche Schwangerschaftsverhütung mit den neuen Methoden und unseren heutigen Kenntnissen recht einfach und sicher zu bewerkstelligen. Ganz gleich, ob die Verfahren nun je nach Blickrichtung als natürliche Geburtenkontrolle, natürliche Empfängnisverhütung oder natürliche Familienplanung (NFP) bezeichnet werden.

Für viele Frauen und ihre Partner geht es eher um Empfängnisregelung, weil sie ohnehin planen, früher oder später ein Kind oder auch mehrere Stammhalter in die Welt zu setzen. Ihnen ist lediglich daran gelegen, den Zeitpunkt selbst zu bestimmen, an dem Familienzuwachs willkommen ist. Andere Paare sind vollends auf Verhütung eingestellt, weil sie in ihrer jetzigen Lebenssituation gute Gründe haben, (fürs Erste) auf Nachwuchs zu verzichten.

Doch aus welchen Überlegungen heraus Sie sich für eine empfängnisregelnde Methode entscheiden: Wichtig ist, dass Sie sich auskennen. Nur so können Sie abwägen, ob die neueren Modelle der natürlichen Familienplanung auch für Sie infrage kommen. In diesem Buch stellen wir Ihnen die gängigsten Modelle der natürlichen Empfängnisverhütung mit all ihren Vor- und Nachteilen gegenüber. So erfahren Sie nicht nur, warum diese modernen Verhaltensmethoden für viele Paare eine sichere Alternative zu den herkömmlichen Verhütungsmitteln sind, sondern können auch leicht nachvollziehen, warum die überkommenen Praktiken alles andere als empfehlenswert sind.

Dieser Familienratgeber wendet sich dabei nicht nur an junge Frauen oder Paare, die sich erstmals Gedanken um Empfängnisregelung oder Geburtenkontrolle machen, sondern auch an jene »Verhütungsprofis«, die ihre langjährigen Erfahrungen mit der natürlichen Methode bestätigen oder erweitern wollen. Und nicht zuletzt ist das Buch auch für all jene geschrieben, die über kurz oder lang zu einer natürlichen Methode wechseln wollen.

Viel Erfolg dabei.

Verhüten ja, aber wie?

Es ist schon erstaunlich: Obwohl es mittlerweile weitaus verträglichere empfängnisverhütende Mittel gibt, als das noch vor Jahren der Fall war, setzen mehr und mehr Frauen auf die natürliche Geburtenkontrolle. Und von den Evastöchtern, die weiterhin medikamentöse und mechanische Kontrazeptiva anwenden, tun dies etliche mit Verdruss und Unbehagen. Sie würden lieber heute als morgen zu einer anderen Verhütungsmethode wechseln, die keine unangenehmen Begleiterscheinungen hervorruft und dabei genauso sicher und zuverlässig ist wie etwa die »Pille« oder die »Kupferspirale«.

Besonders die Sorge vor möglichen gesundheitlichen Risiken hat das Interesse an jenen natürlichen Verhütungsmethoden (wieder) geweckt, die medizinisch ganz und gar unbedenklich sind. Weil sie eben nicht in das zyklische Auf und Ab des Organismus eingreifen.

Hinzu kommt, dass Frauen heute ohnehin die Vorgänge ihres eigenen Körpers sensibler wahrnehmen, dass sie ihren biologischen Rhythmus kennenlernen wollen und ungezwungener mit den Techniken der natürlichen Fruchtbarkeitsbestimmung umgehen. Selbstbewusst verlassen sie sich auf das, was sie an sich selbst zuverlässig beobachten können.

Trotzdem – oder gerade deshalb – sehen sie Empfängnisregelung nicht allein als reine Frauensache an. Sie erwarten vielmehr von ihrem Partner, dass auch er die »Last der Liebe« mitträgt und sich verantwortungsvoll und kooperativ an der natürlichen Geburtenkontrolle beteiligt.

Gute Gründe fürs Verhüten

Wenn Frauen im gebärfähigen Alter und ihre Partner sich dazu entschließen, eine Empfängnis zu kontrollieren oder gänzlich auszuschließen, haben sie meist triftige Gründe. Bei jüngeren Paaren spielt oft mit, dass sie noch in der Ausbildung oder am Anfang ihrer Karriere stehen. Sie möchten erst dann ein Kind haben, wenn ihre berufliche und wirtschaftliche Situation es zulässt. Da es für die potenziellen Mütter oft nicht einfach ist, Erwerbstätigkeit und Kinder unter einen Hut zu bringen, sehen manche keinen anderen Ausweg, als ganz auf Kinder zu verzichten. Auch angesichts hoher Arbeitslosigkeit hat etliche der Mut verlassen, eine Familie zu gründen. Dies macht sich vor allem in den neuen Bundesländern bemerkbar, wo die Geburtenrate drastisch gefallen ist.

Reif für ein Baby?

Manche Paare aber fühlen sich einfach noch nicht reif genug, einen kleinen Erdenbürger aufzuziehen. Auch wenn die Beziehungskiste noch auf sehr wackeligen Füßen steht oder eine feste Partnerschaft fürs Erste nicht angestrebt wird, ist es für viele Frauen ganz selbstverständlich, dass sie alles daransetzen, eine Schwangerschaft zu verhindern. Manche Mutter verlangt strikt nach Empfängniskontrolle, die die Zahl ihrer Sprösslinge begrenzt oder ihr eine gesundheitliche Verschnaufpause bis zum nächsten Kind ermöglicht. In anderen Fällen stehen gesundheitliche Probleme der Partner oder auch Erbkrankheiten der Familie dem Kinderwunsch im Weg.

Auch wenn Frauen sich entschließen, überhaupt keine Kinder haben zu wollen, ist das keineswegs als egoistische Haltung abzutun.

Ein Kind, so die vorherrschende Ansicht der Verhütenden, soll eben nicht das zufällige Ergebnis eines unachtsamen Augenblicks sein. Schließlich hat jedes Kind ein Recht darauf, erwünscht zu sein. Und wir haben es heute in der Hand, unseren Kindern die Unerwünschtheit zu ersparen. Wohl kein aufgeschlossener Zeitgenosse wird bestreiten, dass ein Wunschkind bessere Chancen hat, sich in einem sozialen Umfeld zu entwickeln und zu entfalten, das auf sein Dasein gut vorbereitet ist.

Auch vor dem Hintergrund einer immer weiter wachsenden Weltbevölkerung und immer knapper werdenden Ressourcen gewinnen natürliche Verhütungsmethoden mehr und mehr an Bedeutung.

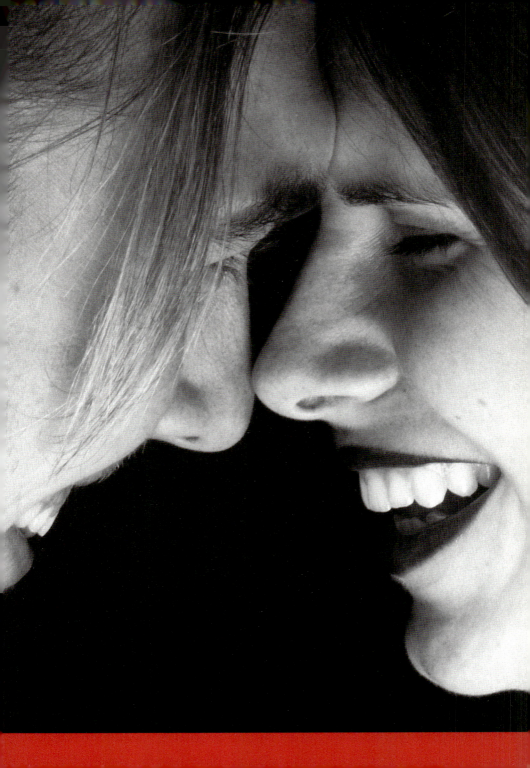

Viele verhüten, doch nur wenige kennen sich aus

Viele Paare scheinen kaum die gängigsten Varianten der natürlichen Geburtenregelung zu kennen. Während die einen nach wie vor die waghalsige Kalendermethode für die einzig natürliche Möglichkeit halten, überlassen andere die Wahl des geeigneten Modells eher dem Zufall.

Die Unwissenheit über Art und Weise der modernen Empfängnisverhütung ist offenbar weit verbreitet. Mehr als die Hälfte aller Schwangerschaftsabbrüche könnte durch Verhütungsmaßnahmen verhindert werden. Für Frauen wäre das zweifelsfrei die bessere Methode, sich vor ungewolltem Nachwuchs zu schützen.

Wissenschaftler haben herausgefunden, dass das Interesse an den sogenannten Verhaltensmethoden erheblich wächst, je mehr die Betroffenen über das Wie und Warum informiert sind. Dazu ist es wichtig, aufmerksam die Dinge wahrzunehmen, die den eigenen Körper betreffen. Außerdem: Wer die zyklischen Abläufe im Organismus kennt, weiß zumindest, worauf eine Frau sich einlässt, wenn sie sich (weiterhin) für chemische oder mechanische Mittel entscheidet.

Hormone bestimmen den Zyklus

Die Fortpflanzungsfähigkeit der Frau beginnt mit der ersten Regelblutung in der Pubertät (Menarche), die heute oft schon mit elf, zwölf Jahren einsetzt, und endet mit der letzten Regelblutung in den Wechseljahren (Menopause) – meist zwischen dem 45. und 60. Lebensjahr. Dabei hat ein naturgegebener Rhythmus es so eingerichtet, dass die Frau Monat für Monat nur wenige Stunden fruchtbar ist. Dieser Fruchtbarkeitszyklus wird durch Hormone bestimmt. Das sind körpereigene Wirkstoffe, die über die Blutbahn von einem Organ zum anderen geschickt werden und dort ganz bestimmte Reaktionen auslösen. Die verschiedenen Hormone, die den Ablauf von Menstruation, Eisprung, fruchtbaren und unfruchtbaren Tagen anregen und steuern, stammen aus dem vorderen Teil der Hirnanhangdrüse (die an der Basis des Gehirns liegt) und von den Eierstöcken selbst. Genauer: Der Hypothalamus, eine Hirnregion, steuert mit seinen Hormonen die Hirnanhangdrüse (Hypophyse), die wiederum den Hormonhaushalt reguliert.

Der weibliche Zyklus (lateinisch: Kreisbewegung) hat im Durchschnitt 28 Tage. Er beginnt mit dem ersten Tag der vier bis sechs Tage dauernden Monatsblutung (Menses, Menstruation) und endet am letzten Tag vor der nächsten Blutung.

Ein Kind oder Zwillinge?

Normalerweise entwickelt sich in jedem Zyklus ein einziges Eibläschen mit einer Eizelle (beides zusammen wird Follikel genannt) zu einem befruchtungsfähigen Ei. Reifen jedoch zwei oder mehr Eibläschen heran und werden befruchtet, entstehen Zwillinge oder Mehrlinge. Immerhin beherbergen die beiden pflaumengroßen Eierstöcke von Geburt an nahezu 400.000 bis 500.000 unreife Eier. Bis zur Pubertät des Mädchens sind etwa 150.000 und bei einer 50-jährigen Frau nur noch annähernd 500

Eizellen vorhanden. Während der ganzen Zeit, in der eine Frau Kinder bekommen kann, bilden sich verhältnismäßig wenige, nämlich schätzungsweise nur 400 bis 500 Follikel heraus. Die übrigen bleiben auf der Strecke. Warum die zuständigen Schaltstellen im Gehirn stets nur einen der beiden Eierstöcke damit beauftragen, ein reifes Ei zu produzieren, haben Wissenschaftler allerdings noch nicht herausgefunden.

Geduldig wartet das Ei …

Je mehr sich die Eizelle mausert, umso emsiger stellen die Eierstöcke das Sexualhormon Östrogen her und schleusen es in die Blutbahn. Dieses Östrogen bewirkt zum einen, dass eine gut durchblutete Schleimhautschicht das Innere der Gebärmutter auskleidet und zum anderen, dass der Schleim im Gebärmutterhalskanal dünner wird und reichlicher fließt. Der steigende Östrogenspiegel veranlasst außerdem die Hirnanhangdrüse, ein Hormon auszuschütten, das dann dem reifsten von allen Eiern auf die Sprünge hilft. Es wird dann sogleich von den fingerähnlichen Fransen des Eileitertrichters aufgefangen. Von dort befördern bewegliche Muskelbündel und mikroskopisch kleine Flimmerhärchen das Ei in die Gebärmutter. An einer ziemlich engen Stelle des Eileiters (Mediziner nennen sie Isthmus) verweilt das Ei nun einige Stunden und wartet geduldig darauf, befruchtet zu werden. Der Eisprung (Ovulation) ereignet sich meist in der Mitte des Zyklus, etwa 12 bis 16 Tage vor der Monatsblutung.

An der Stelle, wo vorher das Eibläschen im Eierstock war, bleibt ein kleiner Krater zurück. Er verwandelt sich in eine Drüse, die Mediziner ihrer gelben Farbe wegen als Gelbkörper (Corpus luteum) bezeichnen. Dieser knapp erbsengroße Gelbkörper gibt zusätzlich zum Östrogen das Gestagenhormon Progesteron ab.

Die Gebärmutter bereitet sich vor

Progesteron sorgt dafür, dass die Schleimhaut der etwa birnengroßen Gebärmutter (Uterus) immer dicker und nährreicher wird, damit ein befruchtetes Ei den idealen Platz vorfindet, um sich in dem schützenden Gewebe für die nächsten Monate einzunisten. Das Progesteron bewirkt übrigens auch, dass die Körpertemperatur zur Zeit des Eisprungs um einige Zehntelgrade ansteigt und bis zum Ende des Zyklus erhöht bleibt.

Zwischen dem sechsten und elften Tag nach der Ovulation findet das Ei normalerweise die günstigsten Bedingungen vor, um sich in der Gebärmutter häuslich niederzulassen. So lange braucht das befruchtete Ei, um durch den Eileiter in die Gebärmutter zu gelangen und sich schließlich in der Gebärmutterwand für die nächsten neun Monate anzusiedeln. Allerdings schafft das nicht jedes befruchtete Ei. Mediziner schätzen, dass die Hälfte aller befruchteten Eizellen nicht zum Zuge kommt.

Ähnlich ergeht es den Eizellen, die bei der Passage durch den Eileiter zur Gebärmutter erst gar nicht befruchtet werden. In solch einem Fall bildet sich der Gelbkörper in etwa 12 bis 16 Tagen nach dem Eisprung wieder zurück und stellt auch die Hormonproduktion langsam ein. Gleichzeitig sinkt die Körpertemperatur. Da die unbefruchtete Eizelle kein »Nest« braucht, stößt die Gebärmutter die überflüssigen Schleimhautschichten ab. Dabei blutet es: Die Menstruation hat eingesetzt. Sie wird vier bis sechs Tage, manchmal auch länger, anhalten. Rund 60 Milliliter Flüssigkeit, das ist etwa eine halbe Tasse voll, bestehend aus Schleimresten, Blut und Scheidensekret, verliert die Frau in dieser Zeit.

Nur von kurzer Dauer: Die fruchtbare Zeit

Damit es überhaupt zu einer Schwangerschaft kommen kann, muss eine lebende Eizelle der Frau mit der lebenden Samenzelle des Mannes zusammentreffen und mit ihr verschmelzen. Das geschieht normalerweise, wenn die beiden sich körperlich vereinigen, wenn sie also miteinander schlafen. Doch nicht jeder »Geschlechtsverkehr« (Beischlaf, Koitus, Kohabitation) führt geradewegs zu einer Schwangerschaft. Das ist schon allein deshalb nicht möglich, weil die Frau nur für eine begrenzte Zeit in jedem Monatszyklus fruchtbar ist.

Neueren Studien zufolge kann es innerhalb von sechs Tagen vor dem Eisprung und am Tag des Eisprungs zur Befruchtung kommen.

Diese Spanne errechnet sich so: Ein Tag wird für den Eisprung veranschlagt. Nach heutigem Wissensstand lebt ein Ei selten länger als 24 Stunden und ist während dieser Zeit für etwa fünf bis acht Stunden befruchtungsfähig.

Die männlichen Samenfäden sind hingegen fünf bis sieben Tage beweglich (ausnahmsweise auch länger) – wenn auch nicht ganz so lange befruchtungsfähig. Deshalb könnte es passieren, dass bei einem Paar, dass einige Tage vor dem Eisprung miteinander schläft, die Samenfäden sich in den Krypten (Furchen und Nischen in der auskleidenden Schleimhaut) des Gebärmutterhalses festsetzen und dem gerade frisch entsprungenen Ei auflauern.

Millionen Samenfäden auf dem Weg zur Eizelle

Auch beim Mann regeln übergeordnete Steuerzentren im Gehirn sämtliche Aktionen, die mit der Fortpflanzung zu tun haben. Nur laufen die Vorgänge hier nicht zyklisch, sondern gleichförmig ab. Wie bei der Frau beginnt auch beim Mann die Fruchtbarkeit mit der Pubertät. Doch sie endet nicht in einer späteren Lebensphase, sondern kann nachweislich bis ins hohe Greisenalter fortdauern.

Sobald der männliche Organismus geschlechtsreif ist, bilden sich täglich Millionen von Keimzellen (Spermatozoon) in den Hoden. Kaum sind sie ausgereift, machen sie sich auf den Weg: von den haarfeinen verschlungenen Kanälen der Nebenhoden, die wie eine Raupe oben auf den Hoden liegen, bis zu den Samenleitern und wandern von dort in die Samenblasen.

Wenn sich bei der Ejakulation der Samen entleert, geschehen zwei Dinge, die miteinander gekoppelt sind:

Die reifen Samenzellen werden aus den Nebenhoden und Samenbläschen durch die Harnröhre herausgeschleudert, die Vorsteherdrüse (Prostata) steuert gleichzeitig den nötigen »Treibstoff« (Sperma) bei, der sich mit den Samenzellen vermischt und sie auf Trab hält. Je beweglicher die Samenfäden sind, umso besser können sie hernach die Eileiter erklimmen. Dazu müssen sie aber erst von der Scheide aus den Muttermund passieren und den Gebärmutterhals sowie die Gebärmutterhöhle durchwandern. Normalerweise machen sich bei einem Samenerguss gleich mehrere Millionen (40 bis 200 Millionen pro Kubikzentimeter) auf den Weg zur reifen Eizelle.

Die meisten Samenzellen bleiben auf der Strecke

Die meisten Spermien machen jedoch über kurz oder lang unterwegs schlapp. Nur die tüchtigsten und beweglichsten Samenfäden erreichen ihr Ziel: die Eizelle. Allerdings gelingt normalerweise nur einem einzigen der Durchbruch ins Innere von diesem Ei. Bei diesem Spermium wird im Kopf, kurz bevor es die Eizelle erreicht, ein Stoff freigesetzt, der es ihm erleichtert, die Eiwand zu durchstoßen. Sobald ihm dies gelungen ist, steht der dauerhaften Verbindung von weiblichem Zellkern aus der Eizelle und dem männlichen Zellkern praktisch nichts mehr im Weg.

An unfruchtbaren Tagen der Frau haben die männlichen Samenzellen das Nachsehen. Denn ein zäher, fester Schleimpfropf, der im Gebärmutterhals gebildet wird, versperrt ihnen den Zugang zur Gebärmutter. Die Samenfäden müssen in der Scheide bleiben, wo ihnen das dort bestehende saure Milieu innerhalb weniger Stunden den Garaus macht.

Der Schleimpfropf lässt erst einige Tage vor dem Eisprung die männlichen Samenzellen passieren, indem er sich in dünnflüssigen Schleim verwandelt. Dieser Zervixschleim bietet den Samenfäden geradezu ideale Lebensbedingungen. Forscher konnten schon hartnäckige Spezies nachweisen, die sich darin munter bis zu acht Tagen tummelten.

Jede Frau hat ihren eigenen biologischen Rhythmus

Bevor wir die natürlichen Verhütungsmethoden näher betrachten noch ein wichtiger Hinweis: Wenn Ihr Monatszyklus nicht der Norm von 28 Tagen entspricht, braucht Sie das nicht zu beunruhigen. Denn der monatliche Rhythmus ist bei jeder Frau anders und lässt sich nicht in ein starres zeitliches Korsett zwängen. Ebenso wenig, wie sich die Dauer der Menstruationsblutung mit dem Rechenschieber fixieren lässt. Denn jede Frau hat ihr ureigenes, individuelles Fruchtbarkeitsmuster, das von den Hormonen bestimmt wird. Natürlich lässt sich ein regelmäßiger Zyklus besser kalkulieren.

Eines aber hat sich als ziemlich konstant erwiesen: Auch wenn die Zyklen mal kürzer, mal länger sind und die Follikel unterschiedlich lange brauchen, um heranzureifen, so erstreckt sich die Zyklusphase nach dem Eisprung zumeist über 12 bis 16 Tage. Als völliger Fehlschluss hat sich jedenfalls die weitverbreitete Annahme herausgestellt, dass der Eisprung geradewegs 14 Tage nach (!) der Periode erfolgt.

Körpersignale sorgfältig beobachten

Über den Eisprung brauchen Sie sich eigentlich keine großen Gedanken zu machen. Schließlich können Sie mit den modernen Techniken der Fruchtbarkeitswahrnehmung ziemlich genau herausfinden, zu welchem Zeitpunkt er sich bei Ihnen ereignet. Sie müssen lediglich Ihre ureigensten Körpersignale beobachten, die sie rechtzeitig vor einem ungewöhnlich frühen oder verspäteten Eisprung warnen, sodass Sie dann die entsprechenden Vorkehrungen treffen können. Wie das möglich ist, können Sie in dem Kapitel über die symptothermale Methode nachlesen.

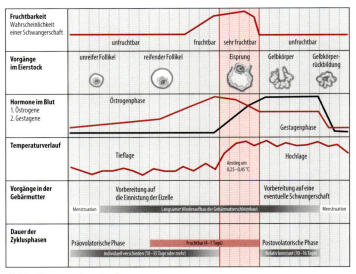

Zykluslänge und -verlauf

Die Wahl der richtigen Mittel

Durch die Empfängniskontrolle hat eine Frau die Möglichkeit, den Kinderwunsch ganz individuell nach ihren sozialen, wirtschaftlichen und gesundheitlichen Lebensumständen auszurichten. Es passiert gar nicht so selten, dass sich mit der jeweiligen Lebenssituation auch die Wahl des Verhütungsmittels ändert. Nach der Statistik haben immerhin zwei von drei Frauen schon mehrmals die Methode der Empfängnisverhütung gewechselt (die Männer schlagen hier nicht zu Buche, da die meisten Frauen sich erwiesenermaßen allein um den Schwangerschaftsschutz kümmern müssen).

Was in jungen Jahren als ideale Form der Verhütung angesehen wird, was nicht heißen soll, dass es bereits ein rundum »ideales« Verhütungsmittel gibt, erweist sich in späteren Lebensabschnitten oftmals als eine äußerst unzweckmäßige Angelegenheit. So wird eine junge ungebundene Frau mit regem Sexualleben eher ein hormonelles Verhütungsmittel wählen wie die Antibabypille oder Dreimonatsspritze, den Vaginalring, das Hormonpflaster oder -implantat, weil ihr das am bequemsten und sichersten erscheint. Mit zunehmendem Alter und in fester Partnerschaft wird sie eher nach einer gesundheitlich verträglicheren Lösung suchen, die ihrem nunmehr in ruhigeren Bahnen verlaufenden Geschlechtsleben besser entspricht.

Wie groß angelegte Umfragen zeigen, begründen die meisten dieser Frauen den Wechsel zu einem anderen Verhütungsmittel mit der Angst vor gesundheitlichen Schäden.

Bequem oder sicher – wie groß ist das kleinere Übel?

Dabei fällt es den Frauen durchaus nicht leicht, sich für die eine oder andere Methode zu entscheiden. Nach all dem, was sie von ihrer Ärztin oder ihrem Arzt, aus Zeitschriften und von ihren Geschlechtsgenossinnen erfahren, haben manche das dumpfe Gefühl, dass sie lediglich die Vorzüge der einen Methode gegen die Nachteile der anderen eintauschen. Da gibt es auf der einen Seite die überaus sicheren Mittel wie Pille und Spirale, bei denen aber mögliche (und zum Teil erhebliche) Nebenwirkungen in Kauf genommen werden müssen – und auf der anderen Seite die gesundheitlich unbedenklichen Methoden, die beileibe nicht so bequem zu handhaben und obendrein weniger sicher sind.

Doch gerade in punkto Sicherheit lassen sich die verschiedenen Modelle der natürlichen Geburtenkontrolle nicht über einen Kamm scheren. Dass es hier neuere Methoden gibt, die durchaus ansehnliche Werte nach dem »Pearl-Index« vorzuweisen haben und somit eine echte Alternative zur »künstlichen« Empfängnisverhütung darstellen, ist Studien zufolge selbst in Ärztekreisen nicht hinreichend bekannt.

Der Pearl-Index ist ein Maß für Sicherheit einer Verhütungsmethode. Er gibt an, wie viele Schwangerschaften bei 100 Frauen, die mit einer bestimmten Methode verhüten, trotz dieser Schutzmaßnahme eintreten.

Wie müsste die ideale Verhütungsmethode aussehen?

Während sich die Verhütungswilligen den Kopf darüber zerbrechen, welche Methode in ihrer augenblicklichen Situation wohl am besten geeignet ist, haben die Experten der Weltgesundheitsorganisation (WHO) eine grobe Vorstellung davon entwickelt, wie die günstigste Verhütungsform für ein Paar beschaffen sein soll. Ganz einfach: Sie muss ihrer geistigen, körperlichen, kulturellen und religiösen Gesamtsituation entsprechen. Und zudem frei von Nebenwirkungen und wieder rückgängig zu machen sein. Außerdem soll die Methode annehmbar, verfügbar und billig sein.

Der springende Punkt ist nur, dass es eben nicht das ideale Verhütungsmittel für alle Paare und alle Lebenslagen gibt, sodass diese universellen WHO-Vorgaben weder der Frau noch ihrem Partner helfen, nun geradewegs die passende Verhütungsform herauszufinden. Das kann schlicht und einfach nur gelingen, wenn Mann und Frau sich über ihre persönlichen Wünsche und Erwartungen an eine Methode im Klaren sind.

Sie tun beide jedenfalls gut daran, zu prüfen, ob die gewählte Art der Empfängnisregelung auch über längere Zeit gesundheitlich verträglich ist. Und ob sie sich mit der Methode rundum wohlfühlen. Dazu gehört letzten Endes auch die Frage, wie entspannt sie Sexualität erleben.

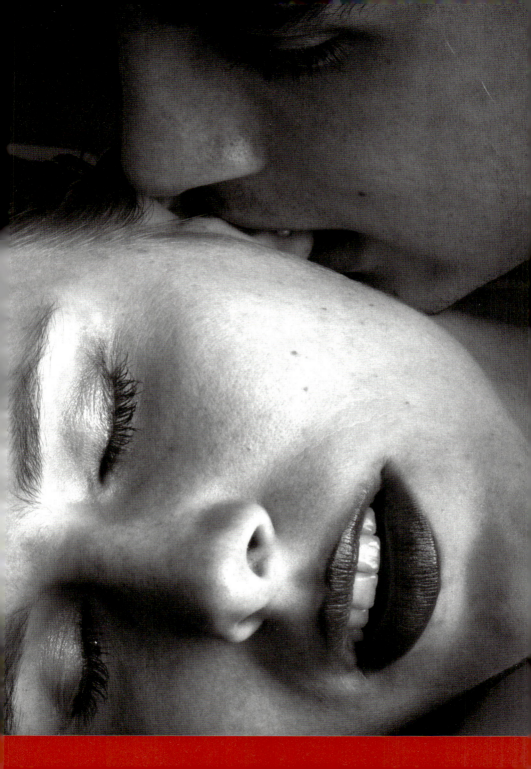

Welche Methoden gibt es überhaupt?

Es lässt sich auf chemischem, mechanischem und natürlichem Weg verhindern, dass sich Ei und Samenzelle vereinigen oder dass sich das befruchtete Ei in der Gebärmutterwand einnistet. Die Methoden unterscheiden sich allerdings beträchtlich in ihrer Wirksamkeit und bringen zum Teil erhebliche gesundheitliche Probleme mit sich.

Gesundheitlich nicht unbedenklich: Die chemischen Mittel

Die lokal-chemischen Verhütungsmittel werden (vaginal) direkt in die Scheide eingebracht. Es gibt sie in Form von samentötendem Schaum, Vaginalsprays, Gels, Scheidenzäpfchen, Tabletten oder Cremes rezeptfrei zu kaufen.

Die Schaumtabletten, Zäpfchen, Sprays oder Cremes wirken gleich zweifach: Sie bilden einen zähen Schleim oder Schaum, der den Muttermund verschließt und somit den Samenfäden den Zugang zur Gebärmutter versperrt. Außerdem enthalten sie chemische Wirkstoffe (Spermizide), die die männlichen Samenfäden alsbald Schach matt setzen. Manche dieser Tabletten und Zäpfchen müssen allerdings ein paar Minuten vor dem trauten Beisammensein tief in die Scheide eingeführt werden, damit sie genügend Zeit haben, sich aufzulösen. Schaumsprays sind

hingegen sofort wirksam (die meisten dieser Mittel können, je nach Gebrauchsanweisung, meist auch schon eine geraume Weile zuvor an Ort und Stelle platziert werden).

Die chemischen Mittel sind recht gut verträglich. Wenngleich einige Anwenderinnen das leichte Brennen oder Wärmegefühl in der Scheide stört, das auch von Männern am Penis mehr oder weniger unangenehm empfunden wird. Ansonsten scheint es kaum nennenswerte Nebenwirkungen zu geben. Lediglich von einer leicht gereizten Scheidenhaut wird gelegentlich berichtet. Die chemischen Präparate haben nur eine mittlere Zuverlässigkeit. Die Versagerquote fällt jedoch, wenn die Mittel mit mechanischen Methoden kombiniert werden.

Hormoneller Schutz: Die Antibabypille

Zu den chemischen Mitteln gehört auch die »Antibabypille«, die ihre hormonellen Wirkstoffe über Magen und Darm an den Organismus abgibt. Die synthetischen Hormone, die in der Pille enthalten sind, ähneln den natürlichen weiblichen Hormonen Östrogen und Gestagen, die in den Eierstöcken gebildet werden. Die künstlichen Hormone greifen in den normalen Zyklus der Frau ein und verhindern den Eisprung. Es kann folglich auch keine Eizelle befruchtet werden. Außerdem sorgt die Pille dafür, dass sich der Schleim im Gebärmutterhals so verfestigt, dass männliche Samenzellen kaum eine Chance haben, in die Gebärmutter aufzusteigen. Selbst wenn trotz richtiger Einnahme ein Ei befruchtet würde, könnte es sich nicht in der Gebärmutter einnisten.

Zwei Arten der Antibabypille gibt es

Obwohl die Pillen unter vielen verschiedenen Markennamen gehandelt werden, gibt es im Grunde nur zwei Sorten: Die kombinierte Pille, bei der Östrogen und Gestagen (mitunter nach Einnahmephasen aufeinander abgestimmt) in unterschiedlichen Anteilen vorhanden sind und die Mini-Pille, die nur Gestagen enthält. Diese gering dosierte Pille verhindert nicht den Eisprung, sondern verändert den Gebärmutterhalsschleim so, dass er keine Spermien durchlässt.

Nebenwirkungen nicht ausgeschlossen

Da die hormonellen Kontrazeptiva hochwirksame Substanzen enthalten, können sie praktisch jedes Organsystem im Körper beeinflussen. Die Nebenwirkungen der Pille werden allerdings sehr unterschiedlich eingeschätzt. Sie hängen auch von der körperlichen Verfassung der Frau ab, von ihrem Alter und nicht zuletzt von der Menge der zugeführten Hormone. Zu den gesundheitlich recht harmlosen Beschwerden zählen Kopfschmerzen, Müdigkeit, Übelkeit, Gewichtszunahme, Spannungsgefühl in der Brust und Zwischenblutungen. Manchen Frauen hilft es schon, zu einer anders dosierten Pille zu wechseln.

Risiko für Herz und Kreislauf

Schwere Nebenwirkungen, die speziell den hoch dosierten Präparaten angelastet werden, betreffen vor allem den Blutkreislauf. So kann es unter der täglichen Hormondosis zu Veränderungen der Blutgefäße und der Blutgerinnung kommen. Die Pille erhöht somit das Risiko eines Schlaganfalles oder eines Herzinfarkts. In den Gefäßen können sich Blutpfropfen bilden, die diese ganz oder teilweise verschließen. Man spricht dann von einer Thrombose. Werden Teile eines solchen Pfropfens in die Gefäße der Lunge geschwemmt, dann kommt es zu einer gefährlichen Lungenembolie. Besonders gefährdet sind Raucherinnen, denn

ihr Organismus neigt verstärkt dazu, Blutgerinnsel zu bilden. Auch Frauen, die erhöhte Blutfett- oder Blutzuckerwerte haben, die unter bestimmten Lebererkrankungen leiden oder in deren engeren Familie Herzkrankheiten vorkommen haben ein erhöhtes Gesundheitsrisiko, wenn sie die Pille nehmen. Die Pille gilt als fast 100-prozentig sicheres Verhütungsmittel – vorausgesetzt, frau nimmt sie regelmäßig »nach Vorschrift« ein.

Andere hormonelle Möglichkeiten

Auch bei den anderen hormonellen Methoden ist die Zuverlässigkeit groß. Es handelt sich dabei um sogenannte Depotkontrazeptiva. Sie enthalten zumeist niedrig dosierte Hormone, die kontinuierlich unter Umgehung des Magen-Darm-Traktes ins Blut gelangen:

- Ein von der Frau einmal im Monat selbst in die Scheide eingeführter Kunststoffring setzt beispielsweise über drei Wochen Gestagene und Östrogene frei.

- Wasserfeste Verhütungspflaster werden auf Arm, Po oder Rücken geklebt, wo sie eine Woche lang über die Haut Gestagene und Östrogene ins Blut transportieren. Nach drei Pflastern folgt eine einwöchige Pause.

- Ein etwa vier Zentimeter großes Verhütungsstäbchen pflanzt der Arzt unter die Haut an der Innenseite des Oberarms. Dort versorgt das Implantat den Körper drei Jahre lang mit Gestagenen.

- Kleinste Mengen dieser Hormondosen sondert auch eine Spirale ab, die der Arzt in der Gebärmutter verankert. Sie soll drei bis fünf Jahre vor einer Empfängnis schützen.

- Ohne Östrogen kommt zwar auch die Dreimonatsspritze aus, wegen ihres hohen Gestagengehaltes ist der »Hormonhammer« jedoch nur für Ausnahmefälle gedacht. Die Injektion erfolgt in den Po oder Oberarm und reicht für acht bis zwölf Wochen.

Diese Verhütungsmittel haben allesamt den Vorteil, dass man nicht täglich an ihre Einnahme denken muss. Auch eine Magenverstimmung, Durchfall oder Erbrechen setzen die Wirksamkeit nicht herab. Je niedriger die Hormonmenge ist, desto seltener kommt es zu möglichen Nebenwirkungen. Dennoch können diese Verhütungsmittel den Körper unter Umständen noch stärker belasten als die herkömmliche Antibabypille.

Für den Morgen danach

»Die Pille danach« ist ein hormonelles Verhütungsmittel, das nur ausnahmsweise, quasi in Notfällen, eingesetzt werden soll. Zum Beispiel, wenn eine Frau vergewaltigt wurde oder wenn aus einem anderen triftigen Grund der sexuelle Kontakt um die Zeit des Eisprungs ohne Folgen bleiben soll beziehungsweise muss. Die Präparate, die den Wirkstoff Levornogestrel in hoher Dosierung enthalten, können bis zu 72 Stunden nach dem Geschlechtsverkehr den Eisprung verzögern oder verhindern. Diese »Morning-after-pill« wird als sehr zuverlässig eingestuft. Je früher sie eingenommen wird, desto wirksamer ist sie – am besten funktioniert das in den ersten 12 bis 24 Stunden.

Seit Oktober 2009 ist ein weiteres »Notfallverhütungsmittel« im Handel. Es kann bis zu fünf Tage nach einer Verhütungspanne zum Zuge kommen. Die Tablette soll so früh wie möglich, spätestens bis 120 Stunden nach dem ungeschützten Verkehr eingenommen werden.

»Die Pille danach« wird oft fälschlicherweise als Abtreibungspille bezeichnet. Eine Schwangerschaft liegt jedoch erst vor, wenn sich die Eizelle in der Gebärmutter eingenistet hat. Das ist im Allgemeinen sieben bis acht Tage nach der Befruchtung der Fall. Die Pille danach wirkt jedoch schon vor diesem Zeitpunkt.

> **Wichtig zu wissen:** Alle hormonellen Kontrazeptiva sind verschreibungspflichtig. Das heißt Sie bekommen diese Verhütungsmittel nur, wenn ein Arzt oder eine Ärztin Sie Ihnen auf Rezept verordnet.

Mechanische Barrieren: Manche stören das Liebesspiel

Zu den mechanischen Verhütungsmitteln gehört auch das Scheidenpessar sowie die Muttermund- oder Gebärmutterhalskappe, das Vaginalschwämmchen und das Kondom, die allesamt eine Barriere für den Samen bilden. Außerdem zählt dazu die Intrauterinspirale, die das bereits befruchtete Ei daran hindert, sich in der Gebärmutter häuslich niederzulassen. Eine Sonderstellung nimmt in dieser Gruppe die Sterilisation ein, bei der die Eileiter der Frau oder die Samenleiter des Mannes operativ blockiert werden, sodass Eizelle und Samen nicht zusammenkommen können.

Scheidenpessar: Beliebt, aber unsicher

Bevor es die Pille gab, war das Scheidenpessar (medizinisch Diaphragma) eines der gebräuchlichsten und halbwegs zuverlässigsten Mittel zur Empfängnisverhütung. Diese Gummikappe wird von der Frau bis zu zwei Stunden vor dem Liebesspiel in die Scheide eingeführt und über den Muttermund gelegt, sodass sich das elastische Gummihäutchen direkt an den Gebärmutterhalsausgang schmiegt und den männlichen Samenzellen den Weg versperrt. Dort bleibt es bis spätestens zwölf Stunden nach dem Geschlechtsverkehr liegen. Falls es länger dort verweilt, kann es zu einem meist harmlosen Ausfluss, aber auch zu schweren Scheidenentzündungen kommen.

Das Scheidenpessar gibt es in verschiedenen Größen. Es sollte möglichst von einem Frauenarzt angepasst werden, damit es auch richtig sitzt und eine undurchlässige Barriere bildet. Außerdem kann die Frau dann auch gleich erlernen, wie das Diaphragma eingelegt und wieder herausgenommen wird. Gesundheitliche Störungen sind praktisch keine zu erwarten. Das Diaphragma nimmt jedenfalls keinen Einfluss auf den Zyklus oder ihren Hormonhaushalt. Dennoch: Bei Frauen, bei denen sich die

Scheide stark gesenkt oder entzündet hat oder die eine zu enge Scheide haben, ist das Scheidenpessar nicht zu empfehlen. Es gibt Probleme beim Einführen und es können Reizungen auftreten. Das Scheidenpessar ist nur hinlänglich zuverlässig und nicht 100-prozentig sicher. Wenn es jedoch kurz vor der körperlichen Liebe mit einem chemischen Verhütungsmittel, mit einer samenabtötenden Creme oder einem Gel bestrichen wird, ist die Versagerquote relativ gering. Von 100 Frauen, die es in dieser Weise benutzen, werden zwei bis drei ungewollt schwanger.

Nur noch selten verwendet: Die Portiokappe

Die Muttermundkappe ist ähnlich wie das Scheidenpessar zu handhaben und funktioniert nach dem gleichen Mechanismus. Die deutlich kleinere Kappe ist aber etwas schwieriger einzusetzen, denn sie muss wie ein Hut über den Teil der Gebärmutter gezogen werden, der in die Scheide ragt. Dort saugt sich die Kappe, je nach Modell, direkt am Muttermund (Portio) oder an der Scheidenwand fest. Sie sollte frühestens sechs Stunden und spätestens zwei bis drei Tage nach dem Intimkontakt entfernt werden. Vor wenigen Jahrzehnten noch war es gang und gäbe, die Portiokappe während der gesamten Phase zwischen zwei Regelblutungen vor dem Muttermund liegen zu lassen, sofern sich keine Beschwerden einstellten. Heutzutage raten Mediziner zur kürzeren Verweilzeit, um bakteriellen Entzündungen vorzubeugen. Die Versagerquote der Methode: Fünf bis sieben von hundert Frauen werden trotz Portiokappe schwanger. Die Methode ist hierzulande übrigens nicht allzu weit verbreitet.

Silikonkappe mit Extras

Eine weitere Möglichkeit, die Spermien von der Gebärmutter fern zu halten: eine Portiokappe innen und außen mit einem samentötenden Gel zu bestreichen. Dazu gibt es eine spezielle

Silikonanfertigung (im Handel unter dem Namen Lea-Contrazeptivum), die mit einem Unterdruckventil versehen ist. Sie wird von der Frau etwa 15 Minuten vor dem Geschlechtsverkehr so über den Muttermund geschoben, dass sie sich festsaugt. Anders als bei der herkömmlichen Portiokappe können Sekrete über das Ventil ablaufen. Die Kappe sollte erst acht Stunden nach dem Sex entfernt werden. Sie kann bis zu 48 Stunden in der Scheide bleiben. Mit einem Pearl-Index von 2,9 ist das Risiko einer ungewollten Schwangerschaft zumindest nicht ganz so groß wie bei der altgedienten Portiokappe.

Vaginalschwamm: Eher unsicher

Der Vaginal- oder Verhütungsschwamm wird unmittelbar vor dem sexuellen Akt mit einem Spermizid getränkt und wie ein Tampon in die Scheide eingeführt. Als samentötende Flüssigkeit wird traditionell auch Zitronensaft oder Essig verwendet. Das Schwämmchen versperrt den Samen den Weg. Es sollte erst einige Stunden nach dem Geschlechtsverkehr entfernt werden. Es darf aber keinesfalls länger als 30 Stunden in der Scheide bleiben. Diese Form der Verhütung wird mit einem Pearl-Index von 5 bis 10 als unsicher eingestuft wird.

Nicht unumstritten: Die Spirale

Ein andere Art von Spermienstoppern, die in die Gebärmutter (intrauterin) eingebracht werden, erfreut sich großer Beliebtheit. Diese biegsamen Gebilde aus Plastik oder Kupferdraht verhindern, dass sich ein befruchtetes Ei in die Gebärmutterschleimhaut einnistet. Wegen ihrer gewundenen Form, die einige ältere Modelle hatten, werden auch die modernen Gebärmutterpessare schlichtweg als Spirale bezeichnet. Heute verwenden Ärzte (die den kleinen Eingriff vornehmen müssen) fast durchweg kupferhaltige Kunststoffspiralen oder Kupferketten. Sie bestehen aus

an einem Faden aufgereihten Kupferzylindern, die an der Gebärmutterwand befestigt werden. Nicht nur das Kupfer, das ständig in winziger Dosierung in die Gebärmutter abgegeben wird, sondern auch der Fremdkörper setzt der Schleimhaut offenbar so zu, dass sie sich nicht richtig auf die Einnistung der befruchteten Eizelle vorbereiten kann. Zudem scheint das kupferhaltige Milieu die Samenzellen in ihrer Beweglichkeit zu bremsen, sodass sie möglicherweise erst gar nicht in die Gebärmutter aufsteigen. Manche dieser Spiralen geben – wie schon erwähnt – obendrein noch geringe Mengen von künstlichen Gelbkörperhormonen ab, was zusätzlich empfängnisverhütend wirkt.

Fast so sicher wie die Pille

Obwohl noch nicht hinreichend geklärt ist, wie die empfängnisverhütende Wirkung der Spirale genau zustande kommt, steht eines fest: Die kupferhaltigen Intrauterinpessare (IUP) gehören zu den sichersten Verhütungsmitteln. Sie rangieren mit ein bis zwei Schwangerschaften unmittelbar nach der Pille. Und ähnlich wie bei der Pille gibt es auch bei ihnen zum Teil massive Unverträglichkeiten. Erhöht ist beispielsweise das Risiko, dass Krankheitskeime in den Eileiter oder Eierstock aufsteigen und Entzündungen hervorrufen, die schlimmstenfalls zu einer späteren Unfruchtbarkeit führen können. Darüber hinaus sind die Regelblutungen besonders in den ersten Monaten stärker und dauern länger als üblich.

Bei manchen Frauen muss die Spirale wegen zu starker Blutungen oder zu starker Schmerzen wieder entfernt werden. Verletzungen der Gebärmutter, wie sie bei den älteren Modellen bekannt wurden, sind bei den modernen Intrauterinpessaren wesentlich seltener beobachtet worden. Dass es häufiger zu Bauchhöhlenschwangerschaften kommt, was oft behauptet wird, ist neueren Studien zufolge offenbar nicht der Fall.

Kondome: Schützen nicht nur vor Schwangerschaft

Unter den mechanischen Verhütungsmitteln ist das Kondom das einzige, das nicht nur vor einer Empfängnis, sondern auch vor einigen sexuell übertragbaren Krankheiten schützen kann. Seit sich die Immunschwächekrankheit Aids ausbreitet werden die Kondome (auch Präservative, Pariser, Verhüterli, Überzieher genannt) wieder häufiger benutzt. Sie sind recht einfach zu handhaben: Ein sackförmiger Gummiüberzug wird vor dem Verkehr über das steife Glied gestreift, welches er fest umschließt. Bei der Ejakulation fängt das Kondom den Samen auf. Und damit hält es auch die Viren (wie den Aids-Erreger HIV) zurück, die im Sperma enthalten sein können. Bevor das Glied erschlafft muss es mitsamt der hauchdünnen elastischen Hülle aus der Scheide gezogen werden. Vor jedem Sexualkontakt muss ein neuer »Gummischutz« übergestreift werden. Es gibt sie heutzutage praktisch in jedem Supermarkt zu kaufen, wie auch in Apotheken, Drogerien und Sexshops. Kondome, deren Qualität und Haltbarkeit mit Prüfzeichen und Gütesiegel bestätigt wurden, sind theoretisch sehr sicher.

Doch es kommt auch hier, wie bei den anderen Verhütungsmitteln, darauf an, dass sie sorgfältig benutzt werden. Wenn das Kondom beim Liebesspiel abrutscht, platzt oder reißt, ist es mit dem sicheren Empfängnisschutz vorbei. Und das scheint doch hin und wieder vorzukommen. Immerhin werden bei dieser mechanischen Verhütungsmethode, je nach Statistik, von 100 Frauen 3 bis 25 ungewollt schwanger.

Kondome auch für Frauen

Sie sind nicht allzu populär, aber es gibt sie: Kondome für Frauen. Die Kunststoffhüllen bestehen aus Polyurethan oder aus Latex. Sie sind ähnlich lang wie ihr männliches Pendant, aber viel weiter. An jedem Ende sitzt ein flexibler Ring. Einer davon wird tief in die Scheide eingeführt, bis vor den Muttermund. Der andere Ring liegt an der Außenseite des Scheideneingangs. Das Frauenkondom kann nach dem Verkehr noch eine Weile in der Scheide verbleiben und muss nicht, wie beim Männerkondom, nach der Erektion sofort entfernt werden. Der Pearl-Index liegt bei 5 bis 25.

Sterilisation: Nicht jedermanns Sache

So lange die »Pille für den Mann« noch nicht zu haben ist, bleibt das Kondom vorerst das einzige Mittel, das vom starken Geschlecht zur Empfängnisregelung weitgehend akzeptiert wird. Nur verhältnismäßig wenige Männer entscheiden sich für eine radikalere Form, die normalerweise das endgültige Aus für die Fruchtbarkeit bedeutet: die Sterilisation. Obwohl dieser kleine chirurgische Eingriff, bei dem die Samenleiter des Mannes durchtrennt und abgeklemmt werden, recht unproblematisch ist, wird solch eine »Vasektomie« eher selten verlangt. Viele Männer äußern tief sitzende Bedenken, die Sterilisation könne ihr sexuelles Empfinden und die Erektionsfähigkeit nachteilig beeinflussen. Rein medizinisch ist diese Sorge unbegründet. Dennoch sind psychische Probleme nicht auszuschließen, die gelegentlich sexuelle Funktionsstörungen nach sich ziehen können.

Nach der Vasektomie dauert es noch etwa drei Monate, bis auch das letzte befruchtungsfähige Spermium die Samenblase und den Samenleiter verlassen hat.

Sterilisation – von Frauen bevorzugt

Bei den Frauen scheinen Befürchtungen, dass das Gefühlsleben und die Sexualität unter der Sterilisation leiden könnten, nicht allzu sehr ins Gewicht zu fallen. Der operative Eingriff findet hierzulande jedenfalls ungebrochenen Zuspruch. Bei diesem Verfahren werden mit endoskopischen Geräten tief in der Bauchhöhle die Eileiter abgebunden oder durchtrennt, sodass sie für die Spermien und die Eizelle unpassierbar sind. Die Eierstöcke sind aber nach wie vor in der Lage, Sexualhormone zu produzieren. Es muss nach dem Eingriff also nicht mit einem vorzeitigen Eintritt der Wechseljahressymptome gerechnet werden.

Eine nahezu sichere Angelegenheit

Die Sterilisation ist nahezu 100-prozentig sicher. Sollte sich bei den Sterilisierten später doch noch ein Kinderwunsch einstellen, besteht bei den supermodernen medizintechnischen Möglichkeiten heute sogar eine gewisse Chance, die Sterilisation rückgängig zu machen: Bei 70 von 100 Männern und bei 30 von 100 Frauen gelingt so eine Refertilisation.

Pille für den Mann: Zukunftsmusik

Ehe ein hormonell wirkendes Verhütungsmittel für den Mann auf den Markt kommt, werden wohl noch einige Jahre vergehen. Die Wissenschaftler haben zwar einen Weg gefunden, den Mann zeitweilig unfruchtbar zu machen, dazu ist sowohl ein Implantat und auch alle drei Monate eine Spritze fällig. Damit wird dem Körper eine Mixtur aus Gelbkörperhormonen und dem männlichen Geschlechtshormon Testosteron verabreicht. Auf diese Weise soll im Hoden die Produktion von Spermien gestoppt werden – ohne dem Mann jedoch seine Männlichkeit oder die Lust an der Lust zu nehmen.

Nach drei Monaten enthält das Ejakulat keine Samenzellen mehr. Der Mann ist nur noch vorübergehend unfruchtbar. Da die Darreichung der Spermienbremse noch zu kompliziert erscheint, wird angestrebt, eine einfacher zu handhabende Verhütungsmethode – eine echte »Pille für den Mann« – auf den Markt zu bringen. Ziel der Entwicklung ist, dass Männer künftig wie die Frauen nur noch eine Unisex-Tablette täglich zur Verhütung einnehmen müssen.

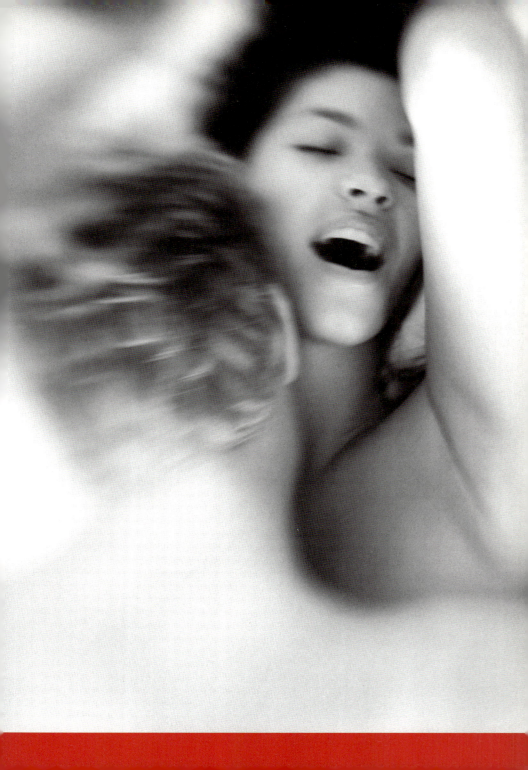

Natürliche Methoden

Zu den wichtigsten Methoden der Empfängniskontrolle gehören diese Modelle der natürlichen Familienplanung:

- Die Temperaturmethode, bei der täglich die Basaltemperatur (Körpertemperatur bei vollkommener Ruhe) der Frau gemessen und in ein Zyklusblatt eingetragen wird,
- die Schleimmethode, bei der die Frau überprüft, wie der ausgeschiedene Gebärmutterhalsschleim beschaffen ist,
- die symptothermale Methode, bei der die Frau gleich mehrere Körperzeichen an sich beobachtet, wie Veränderungen des Schleims, des Muttermundes und der Körpertemperatur.

Genau genommen bilden diese Modelle mit ihren verschiedenen Abwandlungen die eigentliche Methode der natürlichen Empfängnisverhütung.

Weil aber gemeinhin auch die überaus unsichere

- Kalendermethode (sexuelle Enthaltsamkeit nach Zeitplan) und
- der Coitus interruptus (Herausziehen des Gliedes aus der Scheide vor dem Samenerguss) als natürliche Varianten angesehen und praktiziert werden, nehmen wir sie uns ebenfalls noch etwas genauer vor.

Signale der Fruchtbarkeit wahrnehmen

Manche Verhütungsexperten verwenden für die natürlichen Methoden das Kürzel NFP. Es steht international für »Natural Family Planning«, zu gut Deutsch also für »Natürliche Familienplanung«. Darunter fallen alle Techniken der Fruchtbarkeitswahrnehmung, bei denen die Frau täglich die natürlichen Vorgänge in ihrem Körper aufmerksam beobachtet, die den allmonatlichen hormonellen Kreislauf in ihrem Inneren anzeigen.

Wenn sie beispielsweise überprüft, wie sich ihre Morgentemperatur (Basaltemperatur), der Muttermund und der Schleim am Scheideneingang im Laufe des Monatszyklus verändert oder wenn sie andere Symptome, etwa ein Spannungsgefühl in der Brust oder den sogenannten »Mittelschmerz« registriert, der zur Zeit des Eisprungs von manchen Frauen im Unterbauch empfunden wird, dann kann sie anhand dieser Beobachtungen auf fruchtbare und unfruchtbare Tage in ihrem Zyklus schließen. Um eine Schwangerschaft natürlich zu verhüten, braucht ein Paar nun lediglich während der empfänglichen Phase, die rund sechs Tage währt, auf Sex zu verzichten oder sich derweil mit anderen Verhütungsmitteln zu schützen.

Was für die natürliche Familienplanung spricht

Um die natürlichen Methoden zu praktizieren, brauchen Sie im Gegensatz zu den sogenannten künstlichen Verfahren also keine weiteren Hilfsmittel einzusetzen. Mal abgesehen vom Thermometer, Kalender und den Verhütungsmitteln, die Sie anwenden, wenn Sie sich mit Ihren sexuellen Wünschen nicht nach dem Zykluskalender richten wollen. Ansonsten jedoch kommt die natürliche Geburtenregelung völlig ohne zusätzliche Dinge aus. Keine Frage: In dieser Hinsicht ist sie den künstlichen Verfahren eindeutig überlegen. Denn diese Methode ist praktisch jederzeit und überall anwendbar – und obendrein kostet sie keinen Cent.

Anders als bei der Antibabypille oder Spirale lässt sich die materialunabhängige Form der Empfängniskontrolle ohne ärztliches Zutun bewerkstelligen. Damit liegt aber auch die gesamte Verantwortung bei den Anwenderinnen. Ohne die regelmäßige gynäkologische Kontrolle, die beispielsweise mit einer Pillenverordnung beim Frauenarzt verbunden ist, muss jede Frau es selbst in die Hand nehmen, sich ärztlich untersuchen zu lassen. Dies vor allem, wenn sie den Verdacht hat, dass gesundheitlich etwas nicht so ist, wie es sein sollte.

Täglich an die Spielregeln halten

Den Frauen (und in gewisser Hinsicht auch ihren Partnern) wird bei den natürlichen Verfahren ohnehin eine größere Portion Eigenbeteiligung abverlangt, als das etwa bei der Pille oder Spirale der Fall ist.

Bei der Pille muss die Frau lediglich daran denken, sie regelmäßig zu schlucken, bei der Spirale ist es mit dem einmaligen Einlegen und gelegentlichen ärztlichen Kontrollen getan. Diese Kontrazeptiva rufen aber nicht bei jeder sexuellen Begegnung so unmittelbar den Gedanken an Verhütung wach, wie das beispielsweise bei dem Kondom oder den chemischen Barrieremethoden geschieht. Hingegen muss bei der natürlichen Empfängniskontrolle an die möglichen Folgen der zärtlichen Annäherung gedacht werden, vor allem, wenn man ganz ohne andere Verhütungsmittel auskommen will. Deshalb funktioniert diese Methode nur, wenn die Frau – und notwendigerweise auch der Mann – sich täglich aufs Neue an die Spielregeln hält.

Das hat offenbar eine nicht zu unterschätzende positive Wirkung auf die Partnerschaft. Denn nach den Erfahrungen von NFP-Experten fördert die gemeinsame Entscheidung für diese Methode das gegenseitige Einfühlungsvermögen und eine größere Gesprächsbereitschaft über sexuelle und andere Probleme.

Auch für Singles geeignet

Das soll nun aber nicht heißen, dass natürliche Geburtenkontrolle nur etwas für Frauen ist, die einen festen Partner haben. Weit gefehlt: Denn warum sollte eine allein lebende Frau, die nur hin und wieder mit einem Mann intim zusammen ist, tagaus, tagein ihre Gesundheit mit künstlichen Verhütungsmitteln strapazieren? Gerade hier könnte die natürliche Empfängnisregelung die bessere Lösung sein. Schließlich könnte sich die Frau, bevor alle Stricke reißen, in der fruchtbaren Zeit mit einer einfach zu handhabenden Barrieremethode schützen.

Körperliche Vorgänge besser verstehen

Während die chemischen und mechanischen Mittel mitunter massiv in die biologischen Abläufe des Körpers eingreifen, sind die natürlichen Methoden völlig frei von irgendwelchen gesundheitlichen Nebenwirkungen. Allerdings muss hier bedacht werden, dass die kurzzeitige Enthaltsamkeit und die sexuelle Aktivität nach Zeitplan bei manchen Paaren erheblichen psychischen Stress auslösen kann.

Dies vor allem, wenn ein großzügiger Sicherheitsspielraum eingeplant werden muss, weil die fruchtbare Phase bei einer Frau mit schwankendem Körperrhythmus nicht so eindeutig auszumachen ist. Das kann schlimmstenfalls bedeuten, dass die enthaltsame Zeit sich über Wochen hinzieht. Denn wenn ein Paar kurz vor, während und nach dem Eisprung miteinander ungeschützt verkehrt, riskiert es eine Schwangerschaft.

Sexualität ist nicht nur Beischlaf

Freilich bleibt es den beiden unbenommen, in den Zeiten der periodischen Abstinenz andere sexuelle Praktiken anzuwenden, bei denen der Samen des Mannes nicht in die Scheide der Frau gelangt. Petting, Selbstbefriedigung, orale Sexualität sind hier häufig genannte Beispiele für das »Lieben ohne Koitus«, bei dem alle lustbetonten sexuellen Spielarten erlaubt sind, nur nicht das Eindringen des Gliedes in die Scheide. Natürliche Empfängnisverhütung muss so gesehen also keinesfalls bedeuten, dass ein Mann und eine Frau auf den spontanen intimen Kontakt miteinander verzichten. Schließlich sind da ja noch die erwähnten Barrieremethoden, die in der enthaltsamen Zeit zusätzlich eingesetzt werden können.

Allerdings: Von der katholischen Morallehre wird nur die strikte Enthaltsamkeit in der fruchtbaren Phase als einzige Form der Familienplanung toleriert – und das auch nur, sofern es dafür rechtfertigende Gründe gibt.

Schwangerschaft vermeiden oder planen

Ein unübersehbarer Vorteil der natürlichen Geburtenregelung ist freilich, dass mit ihnen ebenso eine Schwangerschaft vermieden wie geplant werden kann. Da die fruchtbaren Tage bekannt sind, wird ein Paar gerade in dieser Zeit miteinander schlafen, wenn es sich ein Kind wünscht, während sich die anderen Paare just in dieser Phase in Enthaltsamkeit üben, um eine Empfängnis zu vermeiden.

Von vielen Frauen, die bereits natürliche Methoden anwenden, wird besonders geschätzt, dass sie die körperlichen Veränderungen, die mit ihrem Zyklus zusammenhängen, besser verstehen. Und folglich auch mit Schmerzempfindungen und seelischen Verstimmungen besser umgehen können. Dass solche Frauen weit weniger von professioneller medizinischer Hilfe abhängig sind, liegt auf der Hand.

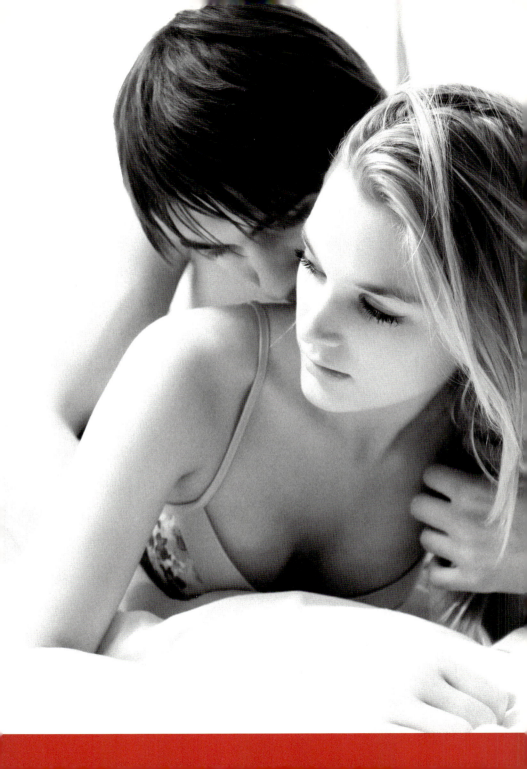

Worauf es bei der Empfängnisverhütung ankommt

Die natürliche Empfängnisregelung wird, wie schon erwähnt, oft gleichgesetzt mit der katastrophal unzuverlässigen Kalendermethode, bei der die fruchtbaren Tage der Frau rein rechnerisch ermittelt werden. Wie wir heute wissen, ist diese in den 30er-Jahren von dem österreichischen Frauenarzt Hermann Hubert Knaus und seinem japanischen Berufskollegen Kiusako Ogino aufgestellte Regel alles andere als empfehlenswert. Die neueren Methoden der Familienplanung sind hingegen eine wirkliche Alternative. Denn sie sind, wie Sie noch sehen werden, ebenso zuverlässig wie beispielsweise die Pille. Und daran sind auch Paare interessiert, die aufgrund ihrer moralischen und religiösen Anschauungen einzig und allein auf die natürliche Geburtenregelung setzen. Wenngleich heute weltanschauliche Fragen eine geringere Rolle spielen als früher.

Zuverlässigkeit ist gefragt

Umfragen zufolge geht es den meisten Verhütungswilligen in erster Linie darum, dass die Methode sicher und zuverlässig ist. Sie soll überdies frei von gesundheitlichen Risiken und annehmbar sein. Wobei die Unschädlichkeit der Verhütung wissenschaftlich danach beurteilt wird, ob die Frau früher oder später einen gesundheitlichen Schaden nimmt und ob das Kind eventuell geschädigt wird, falls es doch zu einer Schwangerschaft kommt. Ein Frühschaden wäre zum Beispiel, wenn die Gebärmutter beim Einlegen der Spirale (des Intrauterinpessars) verletzt würde. Ein Spätschaden könnte bei der Pille auftreten, wenn die Eierstöcke nach Absetzen des Präparates nicht mehr richtig funktionieren oder die Blutgerinnung gestört ist. Bei der Einschätzung, wie unschädlich oder verträglich eine Methode ist, müssen nach Ansicht von Medizinern jedoch auch die Risiken eines möglichen Schwangerschaftsabbruchs dagegengehalten werden.

Ob die Methode annehmbar ist, hängt nicht zuletzt davon ab, ob die Frau oder der Mann bereit sind, die Nebenwirkungen oder bestimmte Vorbereitungen vor dem sexuellen Verkehr hinzunehmen. Gemeint ist damit zum Beispiel das Wärmegefühl, das entsteht, wenn ein Scheidenzäpfchen eingeführt wird oder das umständliche Überstreifen eines Kondoms. Außerdem fällt ins Gewicht, inwieweit die Methode das sexuelle Empfinden dämpft oder moralisch-religiöse Bedenken auslöst.

Besonders wichtig: Die innere Einstellung

Mindestens ebenso wichtig sind aber auch die seelischen Empfindungen, die mit einer bestimmten Verhütungstechnik verbunden sind. Nicht allen Frauen und Männern fällt es innerlich leicht, die eigene Fruchtbarkeit auf lange Sicht zu überlisten. Selbst wenn ihnen der Verstand sagt, dass es in ihrer jetzigen Situation besser ist, den Kinderwunsch hintan zu stellen.

In dieser Hinsicht fordern gerade die natürlichen Methoden Mann und Frau besonders heraus. Denn sie müssen sich in jeder fruchtbaren Phase erneut mit ihren spontanen und widerstrebenden Gefühlen auseinandersetzen. Ihre innere Einstellung entscheidet letztlich darüber, ob sie die Methode beibehalten oder absetzen.

Zuverlässigkeit setzt Gewissenhaftigkeit voraus

Zur Sicherheit eines Verhütungsmittels gehört, dass es risikolos und möglichst nebenwirkungsfrei anzuwenden ist – und dass es zuverlässig vor einer Empfängnis schützt. Und dieser Schutz hängt, wie bei den anderen Verhütungsmethoden auch, in erster Linie davon ab, wie gewissenhaft sie angewendet werden: Die Pille ist regelmäßig zu schlucken, das Scheidenpessar oder Kondom richtig anzulegen und die Schaumtablette zur rechten Zeit einzuführen.

Bei der natürlichen Geburtenkontrolle muss die Frau ihren Körper genau beobachten und den Zyklusverlauf sorgfältig protokollieren und auswerten. Wenn der Zyklus starken Schwankungen unterliegt oder wenn sie einen sehr wechselhaften Tag- und Nachtrhythmus hat (wie Stewardessen oder Krankenschwestern) ist es für die Frau mitunter schwierig, die körperlichen Zeichen richtig zu deuten, was sich zweifellos auf die Sicherheit auswirken kann. Doch das ist, wie so oft, meist nur eine Frage der Übung und Erfahrung. Es hat sich jedenfalls gezeigt, dass die Versagerquote fällt, je routinierter die Betreffenden mit der Methode umgehen.

Doch sichere Familienplanung ist nicht allein eine technische Frage, sondern auch ein psychologische. Schon die Tatsache, dass die Partner jedes Mal aufs Neue darüber befinden, ob sie sich in der empfänglichen Phase körperlich vereinigen und es zum Koitus (Geschlechtsverkehr) kommen lassen, kann eine Frau oder einen Mann mit unbewusstem Kinderwunsch in arge seelische Bedrängnis bringen.

Der Wille ist entscheidend

Wie umfangreiche Studien bestätigen, spielt gerade bei der Zuverlässigkeit eine große Rolle, mit welcher inneren Einstellung die Beteiligten die Geburtenkontrolle praktizieren. Danach stehen die Chancen für einen sicheren Empfängnisschutz am besten, wenn Mann und Frau absolut sicher sind, dass sie eine Schwangerschaft verhüten wollen. Wissenschaftler fanden beispielsweise heraus, dass Paare, die die gewünschte Kinderzahl erreicht hatten und keine weitere Schwangerschaft mehr wollten, wesentlich besser motiviert waren, die natürliche Methode konsequent und damit sicher anzuwenden, als Paare, die sich zu einem späteren Zeitpunkt noch ein Kind wünschten. Wichtig ist jedenfalls, dass beide Partner die Methode ohne Wenn und Aber bejahen. Falls sich einer der beiden nur halbherzig an die Regeln hält, ist die natürliche Empfängniskontrolle über kurz oder lang zum Scheitern verurteilt.

Sicher ist sicher – oder doch nicht?

Wie sicher eine Methode ist, hängt also nicht nur von ihr selbst ab, sondern von demjenigen, der sie anwendet. Weil das so ist, trennen die Experten fein säuberlich zwischen der Gebrauchssicherheit und der Methodensicherheit. Das ist sinnvoll, weil es nur so möglich ist, die Sicherheit der verschiedenen Verhütungsformen halbwegs miteinander zu vergleichen. Bei der Gebrauchssicherheit werden alle unbeabsichtigten Schwangerschaften und realen Irrtümer mitgezählt, während bei der Methodensicherheit nur die Schwangerschaften berücksichtigt werden, die es trotz perfekter Anwendung gab.

Zwischen der theoretischen und praktischen Sicherheit klafft bisweilen eine gewaltige Lücke. Während die Statistiker der natürlichen Familienplanung eine nahezu absolute Methodensicherheit bescheinigen, lässt die Gebrauchssicherheit noch zu wünschen

übrig. Weil bei diesem Wert die Anwendungsfehler eben spürbar ins Gewicht fallen. Häufigste Panne: Die Paare haben sich einfach nicht an die sexuelle Abstinenz während der fruchtbaren Zeit gehalten. Die Wissenschaftler legen also zwei Maßstäbe an, um die Sicherheit und Zuverlässigkeit zu ermitteln. Das erklärt wohl auch, warum die natürlichen Methoden in statistischen Studien so unterschiedlich wegkommen. Die Einschätzungen der Experten reichen hier von »sehr sicher« bis zu »völlig unzuverlässig«. Methodisch jedoch, so bekräftigen die Verfechter der natürlichen Geburtenkontrolle, sind ihre Modelle allemal so sicher wie die wirksamsten Konkurrenten der übrigen Familienplanung.

Was es mit dem Pearl-Index auf sich hat

Über die Sicherheit einer Verhütungsmethode kann auch der »Pearl-Index« eine (ungefähre) Auskunft geben. Das ist eine einheitliche Formel, nach der Wissenschaftler in aller Welt die Versagerquote von empfängnisverhütenden Mitteln und Methoden beurteilen. Der Amerikaner Raymund Pearl hat das Berechnungsschema Anfang der 30er-Jahre entwickelt. Danach wird bewertet, wie viele von 100 Frauen innerhalb eines Jahres unbeabsichtigt schwanger wurden, obwohl sie eine bestimmte Verhütungsmethode angewendet haben. Je höher der Index ausfällt, umso weniger zuverlässig ist die Methode. Wenn überhaupt nicht verhütet wird, liegt er beispielsweise bei 20-jährigen Frauen um die 85 bis 90. 35-Jährige haben eine Pearl-Index von 50, 40-Jährige von nur noch 30. Bis zum Einsetzen der Menopause ab dem Alter von 45 sinkt der Wert dann weiter bis auf Null.

Manchmal wird im Zusammenhang mit dem Pearl-Index auch die Zahl der ungewollten Schwangerschaften »pro 100 Frauenjahre« genannt. Dieser Wert bezieht sich dann auf die einzelne Frau. Er besagt, mit wie vielen Schwangerschaften sie rechnen müsste, würde sie rein theoretisch ein und dieselbe Verhütungsmethode 100 Jahre lang anwenden.

Sicherheit lässt sich nicht rechnerisch erfassen

Solch ein mathematisches Modell ist für den Verhütungsalltag kaum von allzu großem Nutzen. Denn da kommt es ja wesentlich darauf an, wie sorgfältig und unter welchen Bedingungen die Familienplanung erfolgt. Der Pearl-Index hingegen fasst die Fehler zusammen, die in der Methode selbst und in der Anwendung liegen. Außerdem geht er von idealen Verhältnissen aus: Die Verhütungsmethode wird ununterbrochen angewendet, der Zyklus dauert exakt einen Kalendermonat.

Hinzu kommt, dass mitunter nicht nachzuvollziehen ist, ob die jeweiligen Studien unter gleichen Bedingungen erfolgt sind: So sollten die Probandinnen dem repräsentativen Querschnitt der Bevölkerung entsprechen, denn Intelligenz, Erziehung, Gewohnheiten und die unmittelbaren Lebensverhältnisse können Irrtümer und Fehler bei der Anwendung beeinflussen.

Auch das Lebensalter spielt hier eine nicht unwesentliche Rolle. Zum einen, weil ab dem 35. Lebensjahr die Empfängnisfähigkeit abnimmt – und demzufolge die Sicherheit zunimmt, zum anderen aber, weil eine Frau, die schon länger mit einer Verhütungsmethode vertraut ist, erwiesenermaßen weniger Fehler macht. Und was auch wichtig ist: Es müssen genügend Frauen statistisch erfasst werden, um deutliche Unterschiede bei seltenen Ereignissen (wie etwa ungewollte Schwangerschaften trotz Einnahme der Pille) nachzuweisen.

Solch groß angelegte Studien, die etwa 20.000 beobachtete Zyklen erfordern, müssen die verschiedensten Faktoren berücksichtigen. So etwa saisonale und jahreszeitliche Einflüsse oder Zeiten, in denen eine Schwangerschaft nicht möglich ist. Außerdem müsste in die Statistik eingehen, wie oft ein Paar sexuell miteinander verkehrt. Je höher diese »Kohabitationsfrequenz«, desto eher könnte es schließlich zu einem Versagen der Methode kommen.

In vielen wissenschaftlichen Berichten, so kritisieren einige Fachleute, werden diese Bedingungen keineswegs erfüllt. Mehr noch: Da sich Methodenfehler und Patientenfehler nicht exakt auseinanderhalten lassen, ist es ihrer Ansicht nach möglich, durch entsprechende Auswahl der Probandinnen und des Untersuchungskonzeptes einen sehr niedrigen Pearl-Index zu erzielen.

Werte nach Pearl-Index

Künstliche Methoden

- Pille 0,1–2,6
- Minipille 1–4
- Dreimonatsspritze 0,1– 0,3
- Spirale (Intrauterinpessar – IUP) 0,5–3,3
- Kupferkette 0,9–0,3
- Kondom für den Mann 5–28
- Kondom für die Frau 5–25
- Diaphragma 3–30
- Diaphragma mit Gel 2–4
- Chemische Verhütungsmittel (Scheidenzäpfchen, Tabletten, Cremes) 0,5–30
- Sterilisation des Mannes 0,1–0,25
- Sterilisation der Frau ca. 0,2–0,3

Natürliche Methoden

- Temperaturmethode 1–3 (strenge Form 1)
- Kalendermethode 14–40
- Schleimmethode nach Billings 15–35, (neuere Variante 10–30)
- Symptothermale Methode 0,4–0,6
- Coitus interruptus 10–38

Versagerquote: Kaum mehr als eine Orientierungshilfe

Auch ein ausgefeilteres Berechnungsverfahren (Life-Table-Analyse), das unter anderem detailliert erfasst, wie viel Paare in einem bestimmten Zeitraum die Methode abgesetzt haben, ob sie mit der Methode zufrieden waren und ob Nebenwirkungen häufig sind, sagt letztlich nichts darüber aus, welche individuelle Sicherheit sorgfältige Anwender erreichen können.

Weder der Pearl-Index noch die Life-Table-Analysen berücksichtigen mit ihren Durchschnittswerten, dass die Wahrscheinlichkeit schwanger zu werden nicht in allen Zyklen gleich ist.

So gesehen gibt es kein perfektes System, das die Wirksamkeit aller Modelle hieb- und stichfest vergleichbar macht. Die errechneten Versagerquoten sind bestenfalls eine grobe Orientierungshilfe. Was sich theoretisch als sichere Lösung darstellt, kann in der konkreten Lebenssituation ganz anders aussehen. Wenn beispielsweise bei der Spirale der Pearl-Index bei zwei liegt, bedeutet das auf die einzelne Frau bezogen, dass sie innerhalb von 100 Jahren zweimal ungewollt schwanger werden könnte. Bei gut 30 fruchtbaren Lebensjahren, die tatsächlich anzusetzen sind, wäre demnach trotz des sicheren Verhütungsmittels immerhin eine Schwangerschaft möglich.

Kaum verwunderlich, dass bei diesen Statistiken oft jene Methoden vergleichsweise schlecht abschneiden, die besonders aufmerksam zu handhaben sind. Obwohl sie eigentlich eine sichere Sache sind. Die Methodensicherheit der natürlichen Familienplanung liegt zum Beispiel mit null bis eins in dem höchsten Sicherheitsbereich. Sie reicht nach Berechnungen der NFP-Arbeitsgruppe sogar an null heran, wenn das Paar nur in der unfruchtbaren Zeit miteinander schläft.

Was sagen die statistischen Zahlen?

Dass die nackten Zahlen zur Gebrauchssicherheit eher gegen die natürliche Empfängnisregelung sprechen, haben Familienplaner freilich auch erkannt. Deshalb weisen sie die Verhütungswilligen auch unermüdlich darauf hin, wie wichtig es ist, sich bei den natürlichen Modellen genau auszukennen – und dass es auf die eigene Einstellung zur Fruchtbarkeit ankommt.

> Um es noch einmal zu sagen: Eine sorgfältig angewendete Methode, mit der sich beide Partner wohlfühlen, kann einen sehr zuverlässigen Empfängnisschutz bieten, auch wenn der Pearl-Index das nicht vermuten lässt. Umgekehrt kann ein Mittel (wie etwa die Pille), das als sehr sicher ausgewiesen ist, wenig empfehlenswert sein, wenn Sie sich innerlich dagegen sträuben und unbewusst dazu neigen, es eher nachlässig anzuwenden.

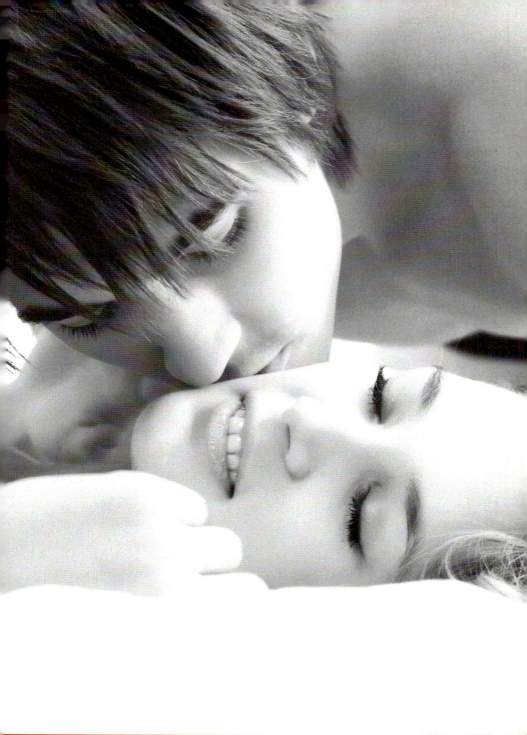

Die gängigsten Methoden der Geburtenregelung

Kalendermethode: Die gefährlichen Tage berechnen

Von diesem antiquierten Modell, das auch als Rhythmusmethode in der einschlägigen Literatur abgehandelt wird, gibt es mehrere Varianten, die sich aber allesamt an dem Regelwerk orientieren, das die beiden Ärzte Knaus und Ogino (unabhängig voneinander) ausgetüftelt haben. Danach werden die fruchtbaren und unfruchtbaren Phasen im weiblichen Zyklus nach Kalendertagen errechnet. Mann und Frau dürfen sich nur während der »ungefährlichen« sicheren Zeiten vereinigen, sie müssen sich folglich in der »periodischen Enthaltsamkeit« üben.

Bei der Kalendermethode wird davon ausgegangen, dass der Eisprung (die Ovulation) stets etwa zwei Wochen vor der nächsten Regelblutung erfolgt. Wie viele Tage genau anzusetzen sind, hängt von der jeweiligen Modellvariante ab. Die Angaben schwanken zwischen dem 12. bis 16. Tag und dem 12. und 19. Tag. Die männlichen Samenzellen (Spermien) leben nach der Knaus-Ogino-Formel drei Tage, das weibliche Ei (Ovum) 12 bis 24 Stunden.

Spermien in den Startlöchern

Da das unbefruchtete Ei spätestens nach zwei Tagen zugrunde geht, würde es folglich ausreichen, wenn Sie an drei, vier Tagen um den Eisprungtermin herum den intimen körperlichen Kontakt mit Ihrem Partner meiden, um eine Empfängnis (Konzeption) zu verhindern.

Bei einigen neueren Kalendermodellen müssen Sie zusätzlich zu den fruchtbaren Tagen noch einen gewissen zeitlichen Sicherheitsspielraum einhalten. Denn es könnte sonst passieren, dass Sie zwei Tage vor dem Eisprung miteinander schlafen und die Spermien bis dahin in den Startlöchern sitzen und auf die frische Eizelle warten, um sie zu befruchten.

Wie wird's gemacht?

Bevor Sie überhaupt darangehen, die Kalendermethode anzuwenden, müssen Sie möglichst ein Jahr lang Ihre jeweilige Zyklusdauer notieren. Sie reicht vom ersten Tag der Monatsblutung bis zum letzten Tag vor der nächsten. Falls Sie einen ganz regelmäßigen Zyklus haben, genügt es, wenn Sie sechs Monate lang lückenlos darüber Buch führen.

Um zu errechnen, wann der frühestmögliche Eisprungtermin ist, muss vom kürzesten und vom längsten Zyklus eine bestimmte Anzahl Tage abgezogen werden. Auch die ist je nach Modellvariante unterschiedlich. Manche ziehen von dem kürzesten Zyklus 18 Tage ab und vom längsten 11, andere halten minus 20 Tage vom kürzesten und 13 vom längsten Zyklus für angemessen.

Wenn Sie beispielsweise in dem vorangegangenen Beobachtungszeitraum Zyklen von 27 und 33 Tagen hatten, dann errechnet sich die Spanne der fruchtbaren Tage so: 27 minus 18 ist 9. 33 minus 10 ist 23. Zwischen dem 9. und 23. Tag dürfen Sie also keinen Geschlechtsverkehr haben, wenn Sie eine Empfängnis

verhüten wollen. Nach dem anderen Modell würde die gefährliche Zeit, in der Sie pausieren müssten, zwischen dem 7. und dem 20. Zyklustag liegen (27 - 20 = 7, 33 - 13 = 20).

Wenig wissenschaftliche Genauigkeit

Dass die geschlechtliche Karenzzeit nach so unterschiedlichen Zeitangaben berechnet wird, hat einen einleuchtenden Grund:

Der Zeitpunkt des Eisprungs ist wissenschaftlich nicht exakt zu definieren, ebenso wenig ist genau zu sagen, wie lange die Samenzellen tatsächlich befruchtungsfähig sind. Die Experten gehen hier meist von drei Tagen aus. Spätestens seit man die neuen Technologien zur künstlichen Befruchtung einsetzt, weiß man, dass Samenzellen manchmal erstaunlich langlebig sind. In Einzelfällen konnten sie sogar 8,5 (!) Tage überleben.

Vor- und Nachteile der Kalendermethode

Die Vorzüge der Kalendermethode sind in einem Satz zu nennen: Sie hat keine gesundheitlichen Nebenwirkungen und kostet praktisch nichts. Sie haben mit dieser klassischen Methode eine Form der Geburtenregelung gewählt, die von der katholischen Kirche akzeptiert wird.

Schwerwiegende Nachteile

Bei dieser Zählmethode wird nicht berücksichtigt, dass die männlichen Samenfäden mitunter länger befruchtungsfähig sind, als rechnerisch angenommen wird. Versager sind dadurch nicht auszuschließen. Selbst wenn Sie sich genau an die Vorgaben halten, ist es möglich, dass ein Monatszyklus außergewöhnlich lang ausfällt. Das wirft dann sämtliche Berechnungen über den Haufen, und es kann trotz aller Vorsicht zu einer Schwangerschaft kommen.

Auch innerhalb des Zyklus kann es Verschiebungen geben, sodass der Eisprung zu früh oder zu spät erfolgt. Das ist zum Beispiel denkbar, wenn Sie eine fieberhafte Erkrankung haben, Medikamente einnehmen, nach Operationen, körperlichen und psychischen Stress haben, auf Reisen, durch Klimawechsel und sogar beim Abspecken kann der sonst regelmäßige Zyklus durcheinandergeraten.

Kritiker der Kalendermethode verweisen darauf, dass in der ganzen Zeit zwischen zwei Monatsblutungen eine Befruchtung möglich ist. Denn die Ovulation könne auch durch einen heftigen Geschlechtsverkehr oder einen besonders starken Orgasmus vorzeitig ausgelöst werden. Wie umgekehrt bei außergewöhnlicher Ruhe und einer gewissen sexuellen Geruhsamkeit der Eisprung verspätet erfolgen kann (beide Annahmen sind allerdings unter Wissenschaftlern umstritten).

Falls Sie gerade ein Kind zur Welt gebracht oder eine Fehlgeburt hatten, ist das Risiko einer ungewollten Schwangerschaft besonders groß. Rund vier Monate lang sollten Sie sich keinesfalls auf die Rhythmusmethode verlassen.

Ähnlich ist das in den Wechseljahren, wenn die Blutungen nur unregelmäßig kommen und sich nur schwer voraussagen lässt, wann der nächste Eisprung sein wird. Dann ist das Tagezählen als Verhütungsmethode denkbar ungeeignet. Hinzu kommt, dass eine scheinbar normale Regelblutung tatsächlich eine starke Eisprungblutung sein kann. Ohne eine zusätzliche, kontinuierliche Temperaturmessung lässt sich das allerdings nicht sicher auseinanderhalten.

Außerdem müssen Frauen, deren Zykluslänge während der Wechseljahre beträchtlich schwanken kann, große Abschnitte einplanen, in denen eine Befruchtung möglich ist. Das kann bedeuten, dass sie eine recht lange Zeit sexuell abstinent leben müssen. Erfahrungsgemäß ist das ein gravierender Nachteil, weil es dazu verleitet, es mit der Enthaltsamkeitsregel nicht so

genau zu nehmen – was zweifellos die Gefahr einer ungeplanten Schwangerschaft erhöht.

Schließlich ist der lange Vorlauf von einem halben oder ganzen Jahr zur Zyklusbeobachtung ein ziemliches Handicap für Schnellentschlossene, die sofort mit der natürlichen Geburtenkontrolle loslegen wollen.

Wie sicher ist die Kalendermethode?

»Ihr Misskredit ist allgemein, sie haben wahrscheinlich mehr Kinder auf die Welt kommen lassen, als sie verhindert haben«, hieß es 1964 auf einer internationalen Konferenz in Paris.

Die Kalendermethode gilt als sehr unsicher, weil sie eben von Musterzyklen ausgeht, die nur sehr wenige Frauen haben. Nicht einmal jede zehnte Frau hat den vielzitierten Standardrhythmus von 28 Tagen. Die Zeitangaben schwanken vielmehr zwischen 25 und 35 Tagen. Manche Geschlechtsgenossinnen bringen es sogar auf 20 bis 40 Tage.

Wie unzuverlässig diese Verhütungsmethode ist, zeigen die hohen Versagerquoten. Sie liegen bei der als »vatikanisches Roulette« abqualifizierten Form der Geburtenregelung bei 14 bis 40 ungewollten Schwangerschaften.

Während die Kalendermethode eine erschreckend hohe Benutzerfehlerquote aufweist, werden die nun folgenden Methoden ihrer höheren Gebrauchssicherheit wegen als neue Methoden der natürlichen Familienplanung (NFP) eingestuft.

Temperaturmethode: Mit dem Thermometer dem Eisprung auf der Spur

Diese Methode soll Ihnen helfen, die unfruchtbaren Tage nach dem Eisprung zu bestimmen.

Wenn Sie jeden Morgen Ihre Temperatur messen, können Sie feststellen, wann Sie einen Eisprung hatten. Das hängt mit den hormonellen Veränderungen zusammen, die in dieser Phase ablaufen: Der Eierstock schüttet nach dem Eisprung das Gelbkörperhormon Progesteron aus, das über das Temperaturzentrum im Gehirn den Körper etwas aufheizt. Und zwar bis zur nächsten Regelblutung.

Dass es zwischen der Körpertemperatur und dem Monatszyklus einen Zusammenhang gibt, wusste man übrigens schon im 19. Jahrhundert. 1904 wies dann der Gynäkologe Dr. Theodor van de Velde erstmals darauf hin, dass es möglich ist, dem Eisprung anhand der Körpertemperatur nachzuspüren. Der katholische Pfarrer und Mediziner Dr. Wilhelm Hillebrand propagierte bereits Anfang der 30er-Jahre die Temperaturmessung, um die unfruchtbaren Tage der Frau zu bestimmen.

Wie wird's gemacht?

Am besten, Sie messen Ihre Körpertemperatur jeden Morgen zur gleichen Zeit. Und zwar direkt nachdem Sie aufgewacht sind. Wichtig ist dabei, dass Sie möglichst im Bett liegen bleiben, weil bereits der Gang zur Toilette die Temperatur leicht verändern kann. Legen Sie Thermometer, Papier und Stift griffbereit neben Ihr Bett. Diese morgendliche Temperatur, die in völliger Ruhe gemessen wird, bevor Sie gefrühstückt oder das stille Örtchen aufgesucht haben, heißt fachsprachlich Basaltemperatur. Die Methode wird deshalb auch als Basaltemperaturmethode bezeichnet.

Bevor Sie nach dem Thermometer greifen, sollten Sie möglichst acht Stunden geschlafen haben. Mit fünf bis sechs Stunden Schlaf erfährt das Ergebnis natürlich noch keine gravierenden Veränderungen. Jungen Müttern, denen ihre hungrigen Babys mitunter nur drei Stunden Schlaf am Stück lassen, gelingt es selbst dann noch, konstante Werte zu messen.

Sie könnten die Temperatur auch unter tags, zur stets gleichen Uhrzeit messen. Dann müssen Sie jedoch mit größeren Schwankungen rechnen, weil sich die Temperatur um 0,7 bis 1,0 Grad erhöht. Der minimale Anstieg nach dem Eisprung ist dann erfahrungsgemäß nur schwer zu erkennen.

Welche Messungen sind am genauesten?

Sie können Ihre Temperatur entweder im Mund (oral), in der Scheide (vaginal) oder im Darmausgang (rektal) messen. Im Darm bekommen Sie – nach fünf Minuten – die exaktesten und verlässlichsten Werte. Bei vaginaler Messung können Sie ebenfalls nach fünf Minuten den Wert ablesen. Falls Sie lieber das Thermometer in den Mund stecken, sollten Sie es etwa zehn Minuten lang immer an der gleichen Stelle unter der Zunge platzieren.

Wenig empfehlenswert ist es, die Körperwärme in der Achselhöhle (axillar) zu ermitteln. Nicht nur, weil es zu langwierig ist, das Thermometer muss immerhin 15 bis 20 Minuten dort ausharren, sondern auch, weil das Ergebnis zu ungenau ist. Egal aber, für welche Messart Sie sich entscheiden: behalten Sie sie bei, damit die Werte vergleichbar bleiben. Denn die rektalen und vaginalen Werte liegen um zwei bis drei Zehntelgrade höher als die oralen.

Mit den hier genannten Messzeiten müssen Sie jedenfalls rechnen, wenn Sie eines der herkömmlichen Thermometer verwenden. Die neuen High-Tech-Modelle zeigen Ihnen sehr viel schneller die Temperatur an. Manche Modelle signalisieren obendrein noch akustisch, wenn es so weit ist.

Zur Messung sind auch sogenannte »Frauenthermometer« geeignet, bei denen die Temperaturskala nur von 36,3 bis 37,5 Grad reicht und in Zwanzigstelgradeinheiten unterteilt ist.

Auch hier gilt: Bleiben Sie bei einem Messsystem, damit es hernach keine Ungenauigkeiten gibt, denn selbst geeichte Thermometer können bis zu zwei Zehntelgrade voneinander abweichen.

Inzwischen gibt es auch handliche Minicomputer, die das Registrieren der Temperatur erleichtern sollen. Was mit solchen Geräten möglich ist, die kaum größer sind als eine Zigarettenschachtel, können Sie in dem Abschnitt »Messfühler und Minicomputer« nachlesen.

Warum die Werte eintragen?

In der Apotheke, beim Arzt oder den Beratungsstellen gibt es eigens Tabellen, in die Sie Ihre Aufwachtemperatur eintragen können. Um eine aussagefähige Kurve auf den Blättern zu erhalten, brauchen Sie nur noch die Punkte zu einer Linie verbinden. Danach müsste die Kurve zu Beginn des Zyklus niedrig sein und während oder nach dem Eisprung ansteigen. Manchmal klettert die Temperatur stufenartig über mehrere Tage nach oben.

Wichtig ist, dass Sie auf dem Kurvenblatt alles festhalten, was die Temperatur aus der Balance bringen könnte. So etwa, wenn Sie verschlafen haben, wenn eine Erkältung ins Haus steht, wenn Sie Alkohol oder Medikamente konsumieren, aber auch wenn Sie unterwegs waren oder sich sportlich betätigt haben. Falls Sie sich mal nicht so recht wohlfühlen, weil Sie womöglich ungelöste Probleme belasten, sollten Sie auch das in die Tabelle eintragen. Denn gerade emotionale Einflüsse – Gefühle, Ärger, Schock, Aufregung – können die Temperatur aus der Kurve bringen.

Dank der Notizen wird es Ihnen leichter fallen, unerwartete Ausschläge richtig zu deuten. Sobald Sie mit der Methode rundum

vertraut sind, brauchen Sie nicht mehr an allen Tagen Ihre Temperatur zu messen. Es reicht dann, wenn Sie nur noch zwischen dem ersten Tag nach der Regelblutung und dem ersten sicheren Tag nach dem Temperaturanstieg zum Thermometer greifen.

Was sagt die Kurve aus?

Da sich, wie schon erwähnt, während oder kurz nach dem Eisprung durch die Wirkung des Sexualhormons Progesteron die Körpertemperatur um wenige Zehntelgrade erhöht, lässt sich anhand der Temperaturtabelle ablesen, ob ein Eisprung erfolgt ist. Wenn dies der Fall war, dann ist es möglich, den zweiten, absolut unfruchtbaren Zyklusabschnitt zu erkennen. Aber aufgepasst: Steigt die Temperatur an, heißt das nicht unbedingt, dass die sicher unfruchtbare Zeit begonnen hat.

Da die Eizelle bis zu zwölf Stunden lang befruchtbar ist und die Samenzellen vermutlich fünf bis sieben Tage befruchtungsfähig sind, wird nach der Temperaturmethode sicherheitshalber noch eine kleine Frist eingerechnet. Erst wenn die Temperatur an drei Tagen um mindestens 0,2 Grad höher liegt als an den vorausgegangenen sechs Tagen setzt die unfruchtbare Phase ein. Davor könnten Sie immer noch schwanger werden, auch wenn die Temperatur bereits erhöht ist.

Auf keinen Fall aber sollten Sie nach einem bestimmten Tag suchen, an dem die Temperatur gestiegen ist. Es kommt vielmehr darauf an, wie die gesamte Kurve verläuft. Und die zeigt meist das typische Bild: Innerhalb von 48 Stunden nach dem Eisprung steigt die Temperatur von vorher etwa 36,5 Grad Celsius auf ungefähr 37,3 Grad an und fällt erst wieder ab, sobald die Monatsblutung einsetzt.

Die erste Zyklushälfte ist individuell verschieden

Die zweite Zyklushälfte ist mit 12 bis 16 Tagen recht konstant, während die erste Hälfte, von der Menstruation bis zum Eisprung also, von Frau zu Frau sehr unterschiedlich lang dauert. Diese Zeit gilt auch als nicht so sicher. Mit dieser ersten unfruchtbaren Phase befassen sich zwei abgewandelte Formen der Temperaturmethode. Da gibt es zum einen ein Kombiverfahren, bei der auf die Kalendermethode zurückgegriffen wird, um die relativ unfruchtbaren Tage vor dem Eisprung zu berechnen, während die späten unfruchtbaren Tage nach der Temperaturmethode ermittelt werden.

Wie viele unfruchtbare Tage?

Zum andern ist da die erweiterte Basaltemperaturmethode: Aus zwölf Zykluskurven wird der früheste Tag ermittelt, an dem die Temperatur gestiegen ist. Von ihm werden sechs Tage abgezogen. Davon entfallen, jeweils von Durchschnittswerten ausgehend, zwei Tage auf den Abstand des Eisprungs vom Temperaturanstieg, zwei Tage auf die Befruchtungsfähigkeit des Samens und zwei Tage auf die Sicherheitsspanne. Die Zeit vom Zyklusanfang bis sechs Tage vor dem frühesten Temperaturanstieg gilt als unfruchtbare Phase. Falls beispielsweise die Temperatur am 13. Zyklustag zum ersten Mal steigt, sind die sechs vorausgehenden Tage bis einschließlich des siebten Tages als fruchtbare Tage anzunehmen. Der sechste Zyklustag ist danach der letzte unfruchtbare Tag.

Doch aufgepasst: Ganz sicher sind nach der strengen Temperaturregel nur die unfruchtbaren Tage in der zweiten Zyklushälfte. Sie müssten danach also bis zum Abend des dritten Tages, nachdem die Temperatur erhöht ist, enthaltsam bleiben. Oder sich auf andere Weise vor einer Schwangerschaft schützen. Erst vom vierten Tag an kann bis zum Beginn der Monatsblutung nichts mehr passieren.

Vor- und Nachteile der Temperaturmethode

Der wohl wichtigste Vorteil der Temperaturmethode ist, dass Sie sofort mit der natürlichen Empfängnisregelung beginnen können. Denn bereits im ersten Zyklus, in dem Sie Ihre Morgentemperatur aufzeichnen, können Sie ohne Zuhilfenahme von Verhütungsmitteln – an den unfruchtbaren Tagen – intim werden. Und ganz nebenbei hat das regelmäßige Notieren der Basaltemperatur noch einige andere Vorzüge. So können Sie an der Temperaturkurve ablesen, ob die Eierstöcke normal arbeiten (wenn beispielsweise überhaupt kein Temperatursprung zu erkennen ist, kann das darauf hindeuten, dass die Eierstöcke nicht richtig funktionieren).

Ein Wunschkind zeugen?

Mit der Temperaturmethode können Sie den günstigsten Zeitpunkt für die Zeugung Ihres Wunschkindes herausfinden, falls Sie sich über kurz oder lang für Nachwuchs entscheiden. Ihre Aufzeichnungen sind überdies für den behandelnden Arzt hilfreich, falls Ihr Zyklus gestört ist oder wenn der Kinderwunsch unerfüllt bleibt. Schließlich kann anhand des Kurvenverlaufes früher als mit allen anderen Methoden eine Schwangerschaft vermutet werden. So etwa, wenn die Kurve sich auf den Stand von 37,1 bis 37,2 Grad einpendelt.

Sorgfältig Buch führen

Ein gravierender Nachteil der Zeitwahlmethode ist allerdings, dass sich auch mit ihr der Eisprung nicht vorhersagen lässt. Sie können damit nur feststellen, wann die »gefährliche« Zeit vorbei ist. Und auch das will gelernt sein. Die Tabelle muss jedenfalls ganz penibel geführt werden, damit sie richtig gedeutet werden kann (manche Familienplaner empfehlen daher auch, erst einmal

sechs Monate lang über die Temperaturen sorgfältig Buch zu führen). Hinzu kommt, dass eben viele Faktoren, wie Medikamente, Klimaveränderungen, Schlafstörungen, Stress oder wechselnde Arbeitsrhythmen, die Körpertemperatur und den Eisprung beeinflussen. Dadurch kann es manchmal ziemlich schwierig sein, die Temperaturkurve richtig auszuwerten, was nicht gerade die Sicherheit erhöht. Immerhin sollen fünf bis zehn Prozent der Frauen, die sich an diese Methode heranwagen, trotz Eisprungs keine sonderlich aussagefähigen Temperaturkurven haben.

Wenn der Eisprung ausbleibt

Besonders heikel ist es, wenn überhaupt kein Eisprung erfolgt. Dann bildet sich kein Gelbkörper, folglich wird kein Gelbkörperhormon ausgeschüttet und die Temperatur bleibt während des ganzen Zyklus in gemäßigten Zonen. Wer sich in solch einem Fall ausschließlich an die strenge Form der Temperaturmethode hält, muss viel Geduld aufbringen und während langer Zeit sexuell enthaltsam leben.

Solche Zyklen ohne Eisprung (anovulatorische Zyklen) hat eine Frau unter anderem, wenn sie die Pille abgesetzt hat, während der Stillzeit, am Anfang und am Ende der geschlechtsreifen Zeit (Menarche, Menopause). Der Eisprung kann aber ebenso durch die erwähnten alltäglichen Widrigkeiten ausbleiben, die Körper und Psyche mehr oder weniger stark zusetzen.

Da gerade in den Wechseljahren manchmal mehrere Monate lang die Periodenblutung ausbleibt, also auch nur selten ein Eisprung erfolgt, ist die Temperaturmessung als alleinige Verhütungsmethode in dieser Zeit nicht ideal. Da ist es allemal besser, sich auf den Gebärmutterschleim zu verlassen, der anzeigt, wann mit der Ovulation zu rechnen ist, und zusätzlich darauf zu achten, wie sich der Gebärmutterhals verändert.

Eine weitere Möglichkeit: Die Temperaturmethode wird von vornherein mit einer anderen Methode kombiniert, mit dem Scheidenpessar (Diaphraghma) zum Beispiel oder dem Kondom. Das empfiehlt sich womöglich auch nach der Geburt oder während der Stillzeit, weil es sich mitunter über Monate hinziehen kann, bis der Temperaturanstieg eindeutig in der Kurve zu erkennen ist. Vor allem Jugendliche sollten sich nicht alleine auf die Temperaturmethode verlassen, da bei jungen Frauen häufig noch Zyklusschwankungen auftreten.

Wie sicher ist das Temperaturmessen?

Wenn Sie sich an die strenge Form der Temperaturmethode halten und nur in der unfruchtbaren Zeit während der zweiten Zyklushälfte miteinander schlafen, können Sie von einem hohen Sicherheitsfaktor ausgehen. Laut Pearl-Index hat diese Zeitwahlmethode eine Versagerquote von etwa einer Schwangerschaft pro 100 Frauenjahre.

Wie zuverlässig die Methode tatsächlich ist, hängt wie bei allen anderen Verhütungsformen davon ab, wie sorgfältig sie angewendet wird. Spezialisten sollen es mit ihr sogar auf einen Pearl-Index unter eins bringen. Professor Gerd Döring, einer der Väter der Temperaturmethode, schätzt jedenfalls die Zuverlässigkeit »außerordentlich hoch« ein. Ihm zufolge liegt sie »nur wenig nach der Pille an der Spitze aller bis heute bekannten Methoden der Empfängnisverhütung«.

Einige Unsicherheiten

Nicht ganz so rosig ist es um die Zuverlässigkeit bestellt, wenn Sie die erweiterte Form der Temperaturmethode wählen, bei der ungeschützter Geschlechtsverkehr auch zu Zyklusbeginn möglich ist. Hier liegt die Versagerquote schon bei drei

Schwangerschaften je 100 Frauenjahre. Und noch düsterer sieht es aus, falls Sie die fragwürdige Kalendermethode mit der zuverlässigen Temperaturmethode kombinieren. Diese »unglückliche Konstruktion« (Professor Döring) ist nämlich so unsicher wie die Kalendermethode. Und die hat immerhin einen Pearl-Index von 14 bis 40 und ist damit beileibe nicht empfehlenswert.

Nach allen bislang gemachten Erfahrungen steht eines jedenfalls fest: Die Sicherheit der Temperaturmessung lässt sich um einiges verbessern, wenn zusätzlich der Gebärmutterhalsschleim untersucht wird. Man spricht dann von »symptothermaler« Methode.

Schleimbeobachtung: Worauf der Gebärmutterhalsschleim hinweist

Mit dieser Verhütungsmethode können Sie in etwa einkreisen, wann der nächste Eisprung bevorsteht. Dazu müssen Sie lediglich beobachten, wie sich Ihr Gebärmutterhalsschleim im Laufe des Zyklus verändert. Denn diese natürliche Absonderung des Muttermundes hat zu jeder Zeit ein so charakteristisches Aussehen, dass Sie daraus schließen können, ob Sie sich gerade in dem fruchtbaren Stadium befinden oder nicht.

Diese relativ neue Methode wird übrigens auch als »Ovulationsmethode« bezeichnet oder als »Billings-Methode«, nach dem australischen Arztehepaar Evelyn und John Billings, die den praktischen Wert der Schleimbeobachtung in den 60er-Jahren ausführlich beschrieben haben. Von dieser klassischen Schleimmethode gibt es einige Abwandlungen, die eine noch größere Sicherheit versprechen.

Zervixschleim – was ist das?

Der von den Drüsen im Gebärmutterhals abgesonderte Schleim (Zervixschleim) sitzt die meiste Zeit als zäher Pfropfen vor dem Muttermund und verhindert so, dass männliche Samen (und Bakterien) eindringen. Zur Mitte des Zyklus hin, wenn das reife Ei aus der Gebärmutter ausgestoßen wird, bewirkt das Hormon Östrogen, dass der Zervixschleim immer flüssiger wird. Dadurch können die Spermien, die bei intimen Kontakten in die Scheide gelangen (und beharrlich über Stunden und Tage darauf warten, ans Ziel zu kommen), leichter in die Gebärmutterhöhle hochwandern und das Ei befruchten. Sobald der Eisprung erfolgt ist, sorgt das Hormon Progesteron dafür, dass der Schleim sich wieder verdickt und somit den Spermien der Weg in die Gebärmutter erneut versperrt wird.

Wie sieht der Zervixschleim aus?

Der flüssige Schleim fließt vom Gebärmutterhals zum Scheideneingang und macht sich dort als eine Art Ausfluss bemerkbar. Unmittelbar nach der Monatsblutung ist davon noch nichts zu sehen oder zu spüren. Die Scheide bleibt trocken, weil die etwa 100 Gebärmutterhalsdrüsen in dieser Phase noch keinen Schleim bilden. Manche Frauen empfinden gelegentlich ein leichtes Jucken in der Scheide. An diesen trockenen Tagen können Sie jedenfalls davon ausgehen, unfruchtbar zu sein (falls Sie dennoch Ausfluss haben, könnte eine Scheideninfektion dahinterstecken).

Wie wird's gemacht?

Je weiter das Ei heranreift und der Östrogenspiegel steigt, umso mehr nimmt die Schleimproduktion zu. Anfangs ist der Schleim dicklich, klumpig und zäh. Er ist undurchsichtig, sieht weißlich oder gelb aus. Der Scheideneingang fühlt sich feucht-klebrig an.

Und das ist dann auch schon das erste Signal, dass die fruchtbare Zeit begonnen hat. Nach einigen Tagen wird der Zervixschleim dünner und milchig trüb. Um den Eisprungtermin herum sieht er glasig aus, wie rohes Eiweiß. Ein ganz untrügliches Zeichen ist, dass er in dieser kurzen – und ausgesprochen fruchtbaren – Zeit besonders dehnbar ist: Er lässt sich zwischen zwei Fingern in bis zu 15 Zentimeter lange glänzende Fäden ziehen.

An dieser »Spinnbarkeit«, die nur in der Eisprungphase zu beobachten ist, können Sie auch erkennen, ob es sich tatsächlich um Zervixschleim handelt oder um einen ständigen Ausfluss oder das Sekret, das bei sexueller Erregung die Scheide befeuchtet. Der reichlich fließende Gebärmutterhalsschleim hat überdies einen eigenartigen Geruch, der als modrig, essigartig, sauer oder süßsauer beschrieben wird; manche Frauen erinnert er an Zwiebeln oder Knoblauch.

Nach ein bis zwei Tagen bewirkt das Hormon Progesteron, dass der Schleim trüb und klumpig wird, bis er allmählich ganz versiegt, sodass die Scheide bis zum Ende des Zyklus trocken bleibt.

Wann und wie den Schleim prüfen?

Ideal ist es, wenn Sie Ihren Schleim mindestens zweimal täglich kontrollieren. Und zwar ziemlich regelmäßig zur gleichen Zeit, den ganzen Zyklus über. Am besten tun Sie es abends, bevor Sie zu Bett gehen oder gleich morgens, nachdem sie aufgestanden sind, möglichst noch vor dem Wasserlassen.

Wichtig ist, dass Sie den Schleim nicht untersuchen, wenn Sie sexuell erregt sind. Denn das dadurch gebildete Scheidensekret kann leicht das Ergebnis verfälschen. Auch nach einer Liebesnacht kann es passieren, dass noch vorhandene Samenflüssigkeit sich mit dem Zervixschleim mischt und irreführende Resultate liefert.

Genau genommen gibt es drei Möglichkeiten, den Schleim zu kontrollieren: Entweder Sie entnehmen mit den Fingern eine Probe an der Scheidenöffnung oder direkt vom Muttermund und prüfen seine Beschaffenheit (Konsistenz) mit Daumen und Zeigefinger. Oder aber Sie nehmen den Schleim kurzerhand mit einem Stück Papier an der Scheide ab und drücken die Blätter gegeneinander, um die Spinnbarkeit zu testen. Diese Technik halten die Anhänger der Billingschen Methode ohnehin für die bessere Lösung, weil sich auf diese Weise keine Krankheitskeime einschleichen können, die womöglich an den Fingern haften. Doch wenn die Hände vor der Schleimentnahme gründlich gereinigt werden, ist die Gefahr einer Infektion sehr gering.

Ganz gleich, welche Art der Probenentnahme Sie nun bevorzugen, wichtig ist, sie stets beizubehalten, damit die Schleimqualität einwandfrei vergleichbar ist.

Falls Sie ein Mikroskop besitzen, können Sie den Schleim noch genauer beäugen. Er zeigt in der Eisprungphase ein typisches Farnkrautmuster. Es entsteht nur in dieser äußerst fruchtbaren Zeit durch den höheren Salzgehalt des Schleimes. Auch der Zuckeranteil (Glukose) ist während des Eisprungs erhöht. Sie können ihn mit den gleichen Teststreifen nachweisen, die es normalerweise für den Glukosenachweis im Urin in der Apotheke zu kaufen gibt. Um den fruchtbaren Schleim zu testen, gibt es ein spezielles Gerät, mit dem anstelle des Zervixschleims auch eine Speichelprobe aussagefähige Ergebnisse liefern soll. Mehr dazu steht in dem Abschnitt »Neue Techniken erleichtern das Auswerten«.

Genaue Buchführung

Auch bei der Schleimstrukturmethode ist es sinnvoll, wenn Sie alle wesentlichen Beobachtungen schwarz auf weiß festhalten. So etwa, ob der Schleim trocken, klebrig oder flüssig ist und

vor allem, ob er sich spinnen lässt. Das erleichtert es, das erste Schleimsignal und damit die gefährliche Zeit eindeutig zu erkennen. Am besten, Sie tragen die Schleimbeobachtung auf der gleichen Tabelle ein, auf der Sie (oder Ihr Partner) auch die Basaltemperatur notiert haben. So können Sie mit einem bisschen Übung schon bald Ihr persönliches Schleimmuster verfolgen. Es reicht aber keinesfalls aus, nur nach dem fadenziehenden Schleim zu forschen. Denn schon das geringste Anzeichen einer Schleimabsonderung läutet die fruchtbare Phase ein. Und die klingt erst am Abend des vierten Tages nach der »Spitze« des Schleimsymptoms ab.

Wenn Sie sich mit Ihrem Liebesleben ausschließlich nach der Schleimbeobachtung richten, dürfen Sie in der absolut trockenen Zeit und ab dem Abend des vierten Tages nach dem Schleimhöhepunkt miteinander schlafen. Die Sicherheitsspanne ist erforderlich, weil der Eisprung drei Tage vor und nach dem Schleimhöhepunkt erfolgen kann.

Die sichere, unfruchtbare Zeit nach dem Eisprung beginnt, sobald der Schleim ausgetrocknet ist. Aber aufgepasst: Sollte beispielsweise in der ersten unfruchtbaren Phase, nach der Periodenblutung also, plötzlich ein Gefühl der Feuchtigkeit entstehen, kann das einen unerwartet frühen Eisprung signalisieren. Damit ist die sichere Zeit dann beendet.

Qualität ist wichtiger als Quantität

Für manche Frauen ist es nicht so leicht, die fruchtbaren und unfruchtbaren Tage aus dem Schleimmuster abzulesen. Denn mitunter sind die Veränderungen nicht so bilderbuchmäßig oder sie treten nur flüchtig auf. Manche Geschlechtsgenossinnen können zum Eisprungtermin sämtliche Phänomene beobachten und haben obendrein noch einen leicht blutigen Ausfluss, der kaum zu übersehen ist. Andere müssen in ihrer Wäsche auf Spurensuche gehen, um überhaupt etwas wahrzunehmen.

Doch ungenaue Schleimstrukturen sollen dank der neueren Modelle der Schleimmethode keinen Abbruch tun. Denn für sie gibt es nur zwei Arten von Schleim: überhaupt keinen und fruchtbaren. Deshalb kommt es dabei nicht auf die Menge an und auch nicht darauf, ob es gelingt, den Schleim in spinnbare Fäden zu ziehen. Viel wichtiger ist zu erkennen, dass überhaupt Schleim vor dem Eisprung produziert wird und danach wieder verschwindet. Hier gilt in jedem Fall: Qualität ist wichtiger als Quantität. Da ist es nicht so entscheidend, ob der Schleim auch zu sehen und zu prüfen ist, sofern sich nur ein »Schleimgefühl« einstellt, das die fruchtbaren Tage kennzeichnet.

Bei der klassischen Ovulationsmethode hingegen wird nicht nur Trockenheit, sondern auch ein unverändertes Schleimmuster als Ausdruck der Unfruchtbarkeit angesehen. Nach dieser Regel zählen zu der frühen unfruchtbaren Phase auch jene Tage, an denen dicker, klebriger Schleim vorhanden ist.

Doch Vorsicht, wenn Sie sich darauf verlassen. Dieser »frühe« Schleimtyp ist zwar bei weitem nicht so fruchtbar wie der feuchte Schleim, aber dennoch könnte er an einigen Stellen durchlässig sein und den wendigen Spermien den Zugang zum Gebärmutterhals und damit eine Empfängnis ermöglichen.

Was das Schleimmuster durcheinander bringt

Nach den Erfahrungen von Familienplanern gelingt es den meisten Frauen über kurz oder lang, ihr persönliches Schleimmuster mühelos zu deuten. Sicherheitshalber empfehlen die Experten den »Anfängern«, im ersten Beobachtungszyklus ganz auf Geschlechtsverkehr zu verzichten, um das normale Schleimmuster nicht zu stören.

Es sollten daher grundsätzlich auch keine chemischen Verhütungsmittel eingesetzt werden, wie etwa Vaginalduschen, Sprays oder ähnliche Produkte. Denn sie irritieren das natürliche

Scheidenmilieu und bringen die Schleimstruktur durcheinander. Manche Substanzen machen es den Krankheitskeimen leicht, sich in der Vagina anzusiedeln. Auch Zäpfchen und Salben, die eine Schwangerschaft verhüten sollen, können dem Schleim arg zusetzen.

Vorsicht in der ersten Zeit

In den darauf folgenden Perioden sollten die Paare von den trockenen Tagen nur jede zweite Nacht sexuell aktiv sein, weil am nächsten Morgen vermutlich noch ein wenig glatter und feuchter Schleim in der Scheide vorhanden ist, der die Auswertung erschweren würde. Das gilt wohlgemerkt nur für die erste Zeit, in der sich die Anwenderinnen mit der Methode vertraut machen.

Erfahrene Schleimbeobachterinnen müssen nicht jedes Mal eine Nacht auslassen. Sofern bis Mittag die Samenflüssigkeit abgelaufen ist und es sich für den Rest des Tages um die Scheide herum vollkommen trocken anfühlt, steht dem intimen Kontakt nichts im Wege.

Es sollte jedoch unbedingt darauf geachtet werden, dass während der Menstruationsblutung kein Samen in die Vagina gelangt. Weil an diesen Tagen die Schleimbeschaffenheit nicht feststellbar ist und es demzufolge auch nicht möglich ist, einen frühen Eisprung zu erkennen. Und der kann bei einem kurzen Zyklus durchaus in die Zeit der Monatsblutung fallen.

Vor- und Nachteile der Schleimbeobachtung

Mit der Schleimstrukturmethode können Sie in allen Phasen Ihres fortpflanzungsfähigen Lebens zurande kommen. Ganz gleich, wie (un)regelmäßig Ihre Zyklen auftreten. Auch während des Stillens, im Übergang zu den Wechseljahren oder nachdem Sie die Pille abgesetzt haben: die Schleimbeobachtung ist jederzeit ohne weitere Hilfsmittel möglich. Und dazu brauchen Sie keine umständlichen Berechnungen anzustellen, wie etwa bei der Kalendermethode nach Knaus-Ogino.

Darüber hinaus ist es mit der Schleimstrukturmethode möglich, eine unfruchtbare Zeit vor und nach dem Eisprung abzugrenzen. Sofern Sie sich an die klassische Billings-Methode halten, brauchen Sie sich nur an den Tagen in sexueller Enthaltsamkeit zu üben, an denen Sie fadenziehenden Schleim beobachten.

Noch simpler ist wie gesagt eine neuere Verhaltensregel, wonach Sie nur darauf achten müssen, ob Schleim vorhanden ist oder nicht, um die fruchtbaren von den unfruchtbaren Tagen zu unterscheiden.

Manche Samenzellen zeigen Ausdauer

Die Schleimmethode ist ausgesprochen gut für Frauen geeignet, die zeitweise einen deutlichen Schleimabgang spüren. Andererseits tun sich Frauen damit schwer, die eine unüberwindliche Abneigung haben, den eigenen Intimbereich zu berühren und beispielsweise mit den Fingern eine Schleimprobe zu entnehmen. Als weiterer Nachteil wird der Methode angekreidet, dass sie bei Entzündungen der Scheide oder des Gebärmutterhalses, bei sexueller Erregung und nach dem Geschlechtsverkehr wegen des veränderten Ausflusses keine aussagefähigen Resultate liefert. Die Merkmale des fruchtbaren Schleims treten oftmals zu spät auf, mit der Folge, dass die Samenzellen, die an einem vermeintlich trockenen Tag in die Schleimhautfalten

des Gebärmutterhalses gelangt sind, tapfer aushalten, bis das befruchtungsfähige Ei freigesetzt wird. Und es gibt noch eine Schwachstelle: Wenn es mit dem Schleimhöhepunkt und dem Eisprungtermin nicht nach Plan läuft, sondern mehr als drei Tage dazwischen liegen, kann es passieren, dass ein Paar just in der Zeit des Eisprungs miteinander schläft, was ebenfalls eine ungeplante Schwangerschaft nicht ausschließt. Es besteht kaum Zweifel daran, dass die Schleimdeutung viel Routine verlangt.

Beobachten üben

Nicht ohne Grund plädieren manche Experten für eine mehrmonatige Vorlaufzeit, um die Beobachtung zu trainieren. In sehr kurzen Zyklen kann das extrem schwierig sein. Dies vor allem, wenn kaum nennenswerte Schleimmengen vorhanden sind.

Zu guter Letzt soll noch einmal erwähnt werden, dass das Auftreten des typischen fruchtbaren Schleims als Zeichen für den Beginn der fruchtbaren Phase zu ungenau ist. Bei manchen Frauen ist die Veränderung nicht so charakteristisch, dass daraus eindeutige Schlüsse gezogen werden können. Besser ist hier, getreu dem Motto »Schleim oder kein Schleim = fruchtbar oder unfruchtbar« zu verfahren.

Wie sicher ist die Schleimmethode?

Laut Billings ist die überwiegende Mehrheit der ungewollten Schwangerschaften nicht der Ovulationsmethode an sich anzulasten. Sie kommen vielmehr deshalb vor, weil diese missverstanden wird, die Einweisung in die Methode nicht richtig erfolgte oder weil sich das Paar nicht an die Richtlinien hält. Wie auch immer: Die klassische Methode nach Billings steht mit einem Pearl-Index von 15 bis 35 nicht viel besser da als die Kalendermethode nach Knaus-Ogino.

Das Kombimodell ist die bessere Wahl

Die neueren Modelle, bei denen an allen Tagen mit Nässegefühl und drei Tagen nach dem Schleimhöhepunkt Abstinenz erforderlich ist, liegt die Zuverlässigkeit bei etwa 10 bis 30 ungewollten Schwangerschaften. Diese Art der Verhütung ist also bereits erheblich sicherer und steigt mit der Dauer der Anwendung. Doch um das Schwangerschaftsrisiko weitaus mehr zu verringern, erscheint es am geeignetsten, die Schleimanalyse mit der Temperaturmethode zu verknüpfen.

Eine einfache US-Variante: Die Zwei-Tage-Methode

Eine verblüffend einfache Möglichkeit, die fruchtbaren Tage herauszufinden, haben amerikanische Fertilitätsexperten an der Georgetown-Universität unlängst bekannt gemacht: Sie gehen davon aus, dass allein das Vorhanden- oder Nichtvorhandensein von Gebärmutterschleim anzeigt, ob das »fertile Fenster« offen ist oder nicht. Die Frau muss lediglich jeden Tag beobachten, ob Gebärmuttersekret vorhanden ist. War das an zwei aufeinanderfolgenden Tagen der Fall, ist sie aktuell fruchtbar. Hat sie gestern und heute keinen Schleim bemerkt (noch besser an drei Tagen), ist eine Schwangerschaft eher unwahrscheinlich.

Diese Zwei-Tage-Methode (Two-Day-Method – TDM) soll zu 96 Prozent sicher sein – vorausgesetzt, sie wurde richtig angewendet. Nach Erfahrungen der Forscher ist sie leichter zu bewerkstelligen als die herkömmliche Schleimbeobachtung nach Billings.

Denn die Frauen müssen nun nicht mehr die Beschaffenheit des Sekrets unterscheiden, sondern lediglich prüfen, ob überhaupt Schleim vorhanden ist. Nach einer Geburt müssen Frauen allerdings drei Monatszyklen warten, bevor sie mithilfe dieser Technik die fruchtbaren Tage bestimmen können.

Symptothermale Methode Alle Zeichen der »gefährlichen Zeit« erkennen

Wenn Sie gleichzeitig Ihre Körpertemperatur und die Schleimbeschaffenheit kontrollieren, um die fruchtbaren und unfruchtbaren Tage zu bestimmen, dann wenden Sie eine der modernsten Methoden der natürlichen Familienplanung an.

Der österreichische Arzt Josef Rötzer hatte in den 60er-Jahren als erster vorgeschlagen, beide Formen der Selbstbeobachtung unter einen Hut zu bringen. Denn so lassen sich die aussagefähigsten Daten dieser Methoden am zweckmäßigsten ergänzen und zuverlässig nutzen: Mit der Schleimanalyse können Sie eingrenzen, wann die fruchtbare Zeit beginnt und mit der Temperaturkurve wann sie vorüber ist.

Diese »symptothermale« Methode wird heute zumeist ergänzt durch die Beobachtung weiterer Körperzeichen, wie Veränderungen am äußeren Muttermund, Mittelschmerz oder Brustsymptome. Sogar die altbekannte Knaus-Ogino-Formel kommt bei einer Modellvariante zum Zuge, allerdings nur in einer abgewandelten Form, um die frühe unfruchtbare Zeit zu ermitteln.

Wie wird's gemacht?

Damit Sie nach symptothermalen Standards eine Empfängnis verhüten können, ist es erforderlich, dass Sie täglich die Ergebnisse der Schleimkontrolle zusammen mit den Temperaturwerten in den Zykluskalender eintragen – und getrennt auswerten. Diese doppelte Kontrolle hilft Ihnen, die Körperzeichen richtig zu deuten und Beobachtungsfehler zu korrigieren.

Die Regel ist denkbar einfach: Die unfruchtbare Zeit nach dem Eisprung beginnt am dritten Abend nach dem Höhepunkt des Schleimzeichens oder am Abend des dritten Tages mit höherer Temperatur.

Entscheidend ist dabei, welches Zeichen zuletzt auftritt. Meist hinkt der progesteronabhängige Temperaturanstieg dem östrogenbestimmten Schleimhöhepunkt etwas hinterher.

Nehmen Sie von jeder Methode die verlässlichste Information. Zeigt der Schleim beispielsweise Unfruchtbarkeit an, die Körpertemperatur signalisiert jedoch Fruchtbarkeit, dann sollten Sie sich sicherheitshalber nach der Temperaturkurve richten. Sie erinnern sich: Die unfruchtbare Zeit beginnt, nachdem die Temperatur an drei Tagen um mindestens 0,2 Grad höher liegt als an den vorausgegangenen sechs Tagen.

Trockenperiode erkennen

Die unfruchtbaren Tage am Zyklusbeginn können Sie auf drei verschiedenen Wegen ermitteln: Sie vertrauen auf die althergebrachte Erkenntnis, dass die ersten fünf bis sechs Tage relativ unfruchtbar sind oder Sie ziehen analog der Kalendermethode vom kürzesten Zyklus 20 Tage oder vom frühesten Tag mit Temperaturanstieg acht Tage ab. Das setzt allerdings voraus, dass Sie in diesen frühen unfruchtbaren Tagen vollkommen »trocken« sind und kein Schleim vorhanden ist.

Muttermundkontrolle: Nur zur Sicherheit

Einige Fruchtbarkeitsexperten hegen ernsthafte Zweifel, ob der Schleim, der am Scheidenausgang zu »Prüfzwecken« entnommen wird, tatsächlich aussagefähig genug ist. Sie empfehlen, stattdessen den »Endozervikalschleim« genauer unter die Lupe zu nehmen. Das ist der Gebärmutterhalsschleim, der am Muttermund, also praktisch an der Quelle, entnommen wird. Er ist in einer reineren Qualität, weil er eben noch nicht den Weg durch die Vagina genommen hat und dort womöglich von anderen Sekreten verfälscht wurde. Außerdem ist es durch die Direktentnahme schon sehr früh möglich, sich ein Bild von der Qualität des

Schleims zu machen. Schließlich entfällt die zeitliche Lücke zwischen Schleimabsonderung und -wahrnehmung an der äußeren Scheide.

Der Muttermund verändert sich

Da es Ungeübten nicht so ohne Weiteres gelingt, den Schleim am Muttermund richtig abzunehmen, gibt es beispielsweise in den Vereinigten Staaten ein spezielles Gerät, das »Rovumeter«, mit dem der Schleim aus dem hinteren Scheidengewölbe angesaugt und näher bestimmt werden kann.

Der Muttermund selbst kann überdies wichtige zusätzliche Informationen über den Fruchtbarkeitsstatus liefern, denn er verändert sich während der Periode auf typische Weise:

Während der fruchtbaren Phase weitet sich der kugel- oder zapfenförmig in die Scheide hineinragende Muttermund, er ist weich und geöffnet, beim Betasten fühlt er sich wie Lippen an. Außerdem verändert er in dieser Zeit seine Lage im Becken und wandert um zwei bis drei Zentimeter nach oben. Das hängt mit dem Geschlechtshormon Östrogen zusammen, das auf die Bänderstruktur der Gebärmutter einwirkt, die sich daraufhin leicht zusammenzieht und so den Gebärmutterhals in die Höhe hievt. Danach kehrt er wieder in seine Ausgangslage zurück, sodass er dort kaum noch zu tasten ist.

Zu Beginn und am Ende des Zyklus, in der unfruchtbaren Zeit also, fühlt sich der Muttermund eher wie ein harter Knorpel an, ähnlich einer Nasenspitze. Die drei markanten Zeichen bilden sich nach dem Eisprung innerhalb von ein bis zwei Tagen zurück. Da das gewöhnlich mit dem Temperaturanstieg zusammenfällt, ist die Muttermundveränderung als zusätzliches Indiz für die unfruchtbaren Tage anzusehen. Das ist übrigens keine neuzeitliche Entdeckung. Seit alters her gehört bei einigen Kulturstämmen die Technik der Selbstuntersuchung des Muttermundes zu den streng gehüteten Fruchtbarkeitsritualen.

Als ergänzende Technik zu nutzen

Die Muttermundkontrolle steht jedoch längst nicht bei allen Familienplanern hoch im Kurs. Die meisten akzeptieren sie als Ergänzung, auf die dann zurückgegriffen wird, falls eine der beiden symptothermalen Aufzeichnungen nicht zuverlässig genug ist. Wenn zum Beispiel bei einer fiebrigen Erkältung die Temperaturkurve abenteuerliche Werte anzeigt, könnte die Muttermundbeobachtung die Schleimauswertung bekräftigen. Wie sie umkehrt Frauen mit ständigem Ausfluss oder schwer interpretierbaren Schleimmustern als Bestätigung dienen kann. Dies vor allem nach der Geburt oder in den Wechseljahren, wo die äußeren Körperzeichen nicht so eindeutig zu bewerten sind.

Wie wird's gemacht?

Wenn Sie Ihren Muttermund selbst untersuchen wollen, sollten Sie damit nach der Monatsblutung beginnen und ihn dann jeden Tag vorsichtig abtasten. Es empfiehlt sich, dazu, den (selbstverständlich frisch gewaschenen) Zeige- und Mittelfinger in die Scheide einzuführen. Nehmen Sie die Position ein, die Ihnen am angenehmsten ist: liegend, in der Hocke oder stehend, dabei ist ein Bein leicht gebeugt höher gestellt. Am besten, Sie tragen alle Merkmale in die vorhandene symptothermale Tabelle ein.

Sobald Sie die erste Veränderung am Muttermund feststellen, beginnt die fruchtbare Phase. Es müssen also nicht alle drei Zeichen – geöffneter, weicher und hoch liegender Muttermund – sofort zu erkennen sein, obwohl das in aller Regel der Fall ist.

Und noch eins: Falls Sie schon ein Kind auf die Welt gebracht haben, fühlt sich die Öffnung des Muttermundes möglicherweise schlitzförmig an und ist nie ganz geschlossen.

Welche Symptome zusätzliche Hinweise geben

Es gibt Frauen, bei denen kündigt sich der Eisprung durch einen ziehenden Schmerz im Unterleib an. Dieses fachsprachlich als

- ▶ Mittelschmerz bekannte Phänomen zeigt sich in vielen Abstufungen. Manche Geschlechtsgenossinnen empfinden mal links, mal rechts in der Beckengegend ein vages Gefühl der Schwere, andere nur ein leises Ziehen, das in den Rücken ausstrahlt.

Der »echte« Mittelschmerz ist nach Ansicht einiger Mediziner jedoch nur der plötzliche Schmerz, der krampfartig wie bei der Menstruation auftritt. Der dumpfe, unbestimmte Schmerz kann mithin auch andere Auslöser haben, so etwa Blähungen, Zerrungen oder schlechte Körperhaltung.

Weil beim Mittelschmerz überdies nicht sicher ist, ob er vor oder nach dem Eisprung auftritt, können daraus keine konkreten Schlüsse gezogen werden. Dennoch sollten Sie ihn getrost als einen weiteren Hinweis in die Zyklustabelle aufnehmen – sofern Sie ihn überhaupt spüren, denn er ist recht selten. Ein ähnlich unbestimmtes Symptom ist die

- ▶ Zwischenblutung, die den Gebärmutterhalsschleim rötlich oder bräunlich verfärbt. Sie kann ohne Kontrolle der Basaltemperatur leicht mit der Monatsblutung verwechselt werden.

Das Gelbkörperhormon wirkt in der Zeit des Eisprungs mitunter so stark auf das Brustgewebe ein, dass manche Frauen ein schmerzhaftes Kribbeln, Stechen oder

- ▶ Spannen in den Brüsten empfinden. Einige bemerken sogar, dass die Brust anschwillt und sich vergrößert. Aber keines dieser Brustsymptome ist als 100-prozentiges Fruchtbarkeitszeichen anzusehen. Ebenso wenig sollte man die offenkundigen

- ▶ Stimmungsschwankungen überbewerten, die während des Eisprungs manchen Frauen zusetzen. Die wechselhafte psychische Befindlichkeit zwischen Hochstimmung und Niedergeschlagenheit, die Unruhe, Konzentrationsschwäche,

- ▶ gesteigertes sexuelles Verlangen, all das sind keine hieb- und stichfesten Beweise dafür, dass die Eiausstoßung tatsächlich bevorsteht oder bereits erfolgt ist. Aber dennoch können sie die einzelne Frau auf das Zyklusgeschehen aufmerksam machen.

Zyklusphänomene gemeinsam beobachten

Es hat sich in vielen Partnerschaften, die natürliche Empfängniskontrolle bereits eine Weile erfolgreich praktizieren, als äußerst zweckmäßig erwiesen, dass sich Mann und Frau die Verantwortung für die fehlerfreie Anwendung der Methode teilen. Der Mann trägt beispielsweise die Temperaturwerte in die Tabelle ein, er hilft die charakteristischen Schleimstrukturen zu interpretieren und übernimmt es, den Muttermund zu untersuchen, falls es für die Frau schwierig ist, ihre Gebärmutterhalsöffnung zu ertasten. Ganz klar: Wenn auch der Mann es versteht, die verschiedenen Kurven auszuwerten, erhöht das zweifellos die Sicherheit. Außerdem: Je vertrauter dem Lebensgefährten die Vorgänge im Körper der Frau sind, umso besser kann er nachvollziehen, wie ihr Gefühlsleben durch den Sexualzyklus bestimmt wird.

Verbesserung der Beziehung

Darüber hinaus ist der Mann durch das gemeinsame Beobachten der Zyklusphänomene bestens über die Zeiten informiert, an denen er mit seiner Partnerin (ungeschützten) Geschlechtsverkehr haben kann. Schließlich sind beide daran beteiligt, wenn es

darum geht, sich konsequent an die Verhütungsregeln zu halten. Das kann, wie verschiedene Studien gezeigt haben, durchaus die partnerschaftliche Beziehung vertiefen und das Verständnis füreinander erweitern. Wichtig ist hierbei, dass beide offen über ihre Vorstellungen und Wünsche sprechen, vor allem wenn es darum geht, eine annehmbare Lösung (wie Barrieremethode oder Liebe ohne Koitus) zu finden, die íntime Kontakte auch an den fruchtbaren Tagen erlaubt.

Natürlich verhüten will gelernt sein

Um mit den Techniken der symptothermalen Methode mühelos klarzukommen, ist meist ein längerer Lernprozess von mehreren Monaten erforderlich. Es ist in jedem Fall ratsam, wenn Sie sich eingehend mit der Methode befassen und im Zweifel Experten zurate ziehen. Zudem ist es ganz hilfreich, von Zeit zu Zeit mit anderen Frauen oder Paaren Erfahrungen auszutauschen. Von der richtigen »Unterweisung« in die Methode hängt letztlich ab, wie sicher Sie auf lange Sicht damit umgehen. Das ist gerade auch für Anwenderinnen mit einem wechselnden Lebensrhythmus wichtig, bei denen die Selbstbeobachtung nicht so regelmäßig nach einem festen Plan verlaufen kann.

Spezielle Seminare besuchen

Außer der einschlägigen Fachliteratur und Gesprächen mit dem Arzt gibt es spezielle Seminare, die nach einem von der Bundesregierung finanzierten Modell entwickelt wurden. Hier können Sie sich – meist von geschulten Laienpaaren – unterweisen lassen. Seien Sie jedoch wählerisch: Die Kurse sind recht unterschiedlich, das betrifft nicht nur die Dauer der Unterweisung, sondern auch die Inhalte. So kann es vorkommen, dass von Kurs zu Kurs beispielsweise die Regeln zur Bestimmung der fruchtbaren Tage unterschiedlich streng ausgelegt werden – weil eben noch rundum gesicherte Erkenntnisse über die natürlichen Verhütungsmethoden fehlen.

Das vergrößert nach Erfahrung der »Pro-Familia«-Experten die Möglichkeit und auch die Notwendigkeit zu spekulieren. Deshalb geben sie den Verhütungswilligen wohlweislich den Ratschlag, bei der Unterweisung darauf zu achten, dass die Methode auf ihre persönliche Lebenssituation abgestellt ist: Nicht Sie müssen Ihre Lebens- und Arbeitsweise ändern, damit Sie die Methoden der Fruchtbarkeitswahrnehmung anwenden können, sondern diese müssen sich in Ihre Lebens- und Arbeitsweise einfügen.

Vor- und Nachteile der symptothermalen Methode

Alle Methoden der natürlichen Familienplanung haben gemeinsam den unverkennbaren Vorteil, dass sie nicht in körperliche Vorgänge eingreifen und daher absolut unschädlich sind. Sie brauchen also keine Nebenwirkungen und Langzeitfolgen zu befürchten. Außerdem können Sie von heute auf morgen mit dem Verhüten aufhören, etwa falls Sie sich ein Kind wünschen. Die Fruchtbarkeit wird durch die Methoden in keiner Weise beeinträchtigt. Weil das so ist, wird die natürliche Empfängniskontrolle besonders gern von Frauen angewendet, die noch ein Baby möchten (immerhin wissen sie über die fruchtbarsten Tage bestens Bescheid – und können anhand der Temperaturkurve auch noch früher als mit allen anderen Methoden eine Schwangerschaft feststellen).

Mehr Wahrnehmung, mehr Verständnis

Viele Frauen empfinden es als eine Erleichterung, wenn ihnen die Beobachtungen, die sie vielleicht schon immer an sich gemacht haben, keine Rätsel mehr aufgeben. Ängste und Unsicherheiten, die aus Missverständnissen und Fehlinterpretationen der körperlichen Erscheinungen herrühren, können somit vermieden oder abgebaut werden. Der Mittelschmerz wird beispielsweise nicht gleich für eine Blinddarmentzündung,

der Gebärmutterhalsschleim nicht für krankhaften Ausfluss und der vorübergehende Brustschmerz nicht für das Symptom einer Krebsgeschwulst gehalten. Sogar Frauen mit sehr unregelmäßigen Perioden können die symptothermalen Techniken anwenden.

Die Selbstbeobachtung hat mitunter schon dazu geführt, dass sich der Zyklus allmählich auf einen bestimmten Rhythmus einpendelt. Es sind sogar Fälle bekannt, bei denen jahrelange schmerzhafte Monatsblutungen über kurz oder lang verschwanden.

Ein weiteres Plus der natürlichen Verhütungsmethoden: Sie kosten praktisch nichts und sind leicht verfügbar. Denn sie sind ohne Rezept und ständige ärztliche Kontrolle überall und jederzeit anwendbar. Darüber hinaus sind keinerlei lästige und störende Manipulationen vor dem Geschlechtsverkehr erforderlich, wie etwa Kondom überstreifen oder Diaphragma einlegen.

Andererseits lassen sich die natürlichen Methoden problemlos mit Barrieremethoden wie Kondom oder Diaphraghma kombinieren, sodass Sie die Zeiten der sexuellen Abstinenz ohne Weiteres verkürzen oder ganz umgehen können.

Und nicht zuletzt: Nur die natürlichen Methoden der Geburtenregelung sind auch nach der jüngsten »Enzyklika veritatis splendor« (Glanz der Wahrheit) für katholische Paare zur Familienplanung erlaubt.

Kleine Unannehmlichkeiten

Sämtlichen Zeitwahlmethoden wird häufig angekreidet, dass sie in ihrer strikten Form jegliche Spontaneität bremsen, weil sie nur die Liebe nach dem Kalender zulassen. Besonders für sexuell aktive Partner kann die mehr oder weniger lange Enthaltsamkeit ziemlich belastend sein.

Auch die längere Einübungsphase, die zur sicheren Anwendung erforderlich ist, empfinden manche Paare als Handicap.

Unter Fruchtbarkeitsforschern wird immer wieder diskutiert, ob bei Anwenderinnen von Zeitwahlmethoden das Risiko wächst, dass es zu Schwangerschaftsproblemen kommt, zu Früh- oder Fehlgeburten (Spontanaborten) oder dass sie missgebildete Kinder auf die Welt bringen.

Für eine normale Schwangerschaft und Geburt sind die Bedingungen optimal, wenn das Ei am Tage des Eisprungs befruchtet wird. Da bei den Rhythmusmethoden die Partner vermehrt in den Randzonen der fruchtbaren Tage miteinander intim sind, kann es zur Empfängnis kommen, wenn entweder die Spermien oder das Ei das Ende ihrer Lebensdauer erreichen und überreif sind. Die Annahme, dass Schwangerschaftskomplikationen auf die natürliche Verhütung zurückzuführen sind, hat sich aber nicht bestätigt. In langjährigen Verlaufsstudien konnte der Spezialist für symptothermale Methoden, der Arzt Josef Rötzer, vielmehr nachweisen, dass der Trend zu einer geringeren Häufigkeit von Schwangerschaftskomplikationen geht. Es wurde in diesen Studien jedenfalls kein erhöhtes Risiko für Missbildungen oder auch Spontanaborte gefunden.

Wie sicher ist diese Form der Familienplanung?

Die symptothermale Methode zur natürlichen Empfängniskontrolle ist sehr zuverlässig. Vorausgesetzt, die Methode wird richtig angewendet und die Regeln strikt eingehalten. Je mehr Körperzeichen eine Frau an sich beobachtet, desto sicherer kann sie mit den Rhythmusmethoden verhüten. Neueren wissenschaftlichen Auswertungen zufolge liegt der Pearl-Index bei 0,4, wenn die Anwender sich an die Regeln halten und während der fruchtbaren Tage nicht miteinander schlafen (dies bezeichnet man als Methodensicherheit). Unter Alltagsbedingungen klettert der Pearl-Index auf 2,5 (das ist die Gebrauchssicherheit). Verhütungsexperten ordnen das symptothermale Modell von jeher in die Kategorie der effektivsten Familienplanungsmethoden ein.

An dieser Stelle soll auch noch einmal der Hinweis stehen, dass die Schwangerschaftsraten je nach Studie und Varianten der Methode, auch von Land zu Land, mitunter erheblich schwanken. Es hat sich in der Vergangenheit gezeigt, dass nur bei extrem langen Perioden die Gebrauchssicherheit problematisch ist.

Messfühler und Minicomputer

Seit einiger Zeit gibt es bei uns einige technische Gerätschaften, die das tägliche Aufzeichnen und Auswerten von Temperatur oder Schleimbeschaffenheit erleichtern sollen – ohne in den Organismus einzugreifen.

Kleine Computerthermometer, die etwa so groß sind wie ein Taschenrechner, können beispielsweise auf einem elektronischen Feld anzeigen, ob Sie an den betreffenden Tagen fruchtbar sind oder nicht. Dazu müssen Sie lediglich allmorgendlich einen hochempfindlichen Messfühler unter die Zunge legen, der die Körpertemperatur in Sekundenschnelle auf hundertstel Grad genau feststellt. Die ermittelten Werte werden durch Computerprogramme verarbeitet, die auf der Basaltemperaturmethode basieren. Leistungsstärkere Rechner arbeiten mit einem fest einprogrammierten Datenstamm, für den Tausende von Zyklen statistisch ausgewertet wurden.

Mit solch einem Minicomputer soll es möglich sein, das Empfängnisrisiko bis zu sechs Tage im Voraus zu bestimmen; dass anfangs die Sicherheitsspanne allerdings noch recht groß ausfällt, ist systembedingt. Die Dauer der Enthaltsamkeit entspricht dann etwa der abstinenten Phase, die bei strenger Anwendung der Temperaturmethode bemessen wird. Im Laufe der Zeit jedoch stellt sich das Programm immer mehr auf Ihren individuellen Zyklus ein und kann so den gefährlichen Zeitraum enger abstecken. Nach Angaben eines Herstellers wendet sein Computer die Temperaturmethode so akkurat an, dass er mindestens so gut verhütet wie die Pille. Und das gänzlich ohne Nebenwirkungen.

Gute Hilfsmittel

Bundesdeutsche Forscher hatten mit Unterstützung des Familienministeriums verschiedene Computerthermometer getestet und Anwenderinnen danach befragt, wie gut sie mit den Minicomputern zurechtkommen. Trotz gewisser Schwächen, die vor allem darin liegen, außerordentliche Temperaturanstiege richtig auszuwerten, schneiden die handlichen Geräte durchaus nicht schlecht ab. NFP-Spezialist Professor Günter Freundl und seine Mitarbeiter kamen zu der Einschätzung, »dass Temperaturcomputer für Frauen auf der Suche nach einer Verhütungsmethode, die ihr eigenes Verhalten berücksichtigt, die jedoch kein Regelwerk erlernen wollen oder können, sicher eine überlegenswerte technische Hilfe darstellen«.

Mittlerweile nutzen Tausende von Frauen batterie- oder netzbetriebene Minicomputer zur Auswertung der Basaltemperatur. Bei einigen lassen sich zudem noch Angaben über die Beschaffenheit des Scheidenschleims oder über die Konzentration des »Fruchtbarkeitshormons« (LH, im Urin gemessen) eingeben. Selbst die elektronischen Fieberthermometer arbeiten genau genommen nach der symptothermalen Methode, da eingebaute Rechner die Informationen zur Schleimbeschaffung sowie die zu Blutungen, Schmerzen und Geschlechtsverkehr, Medikamenten und Fieber berücksichtigen.

Computer misst Hormone

Mit anderen Minicomputern soll es möglich sein, die Zeit des Eisprungs bereits im Voraus zu bestimmen. Diese Geräte verarbeiten nicht die Temperaturmessungen, sondern kombinieren ihre Berechnungen mit der Bestimmung zweier Hormone. Dazu müssen Sie in acht Tagen, die das Gerät beispielsweise durch ein gelbes Licht signalisiert, ein Teststäbchen in den Morgenurin tauchen und danach in den Minicomputer einlegen.

Der eingebaute Fotomesser liest von dem Reaktionsfeld des Teststreifens ab, wie hoch der Anteil eines Östrogens (E3G) und dem eisprungauslösenden Hormon LH ist.

Anhand der ausgewerteten Daten zeigt die »Fruchtbarkeitsampel« auf dem kleinen Handmonitor mit rotem Licht die empfängnisbereiten Tage an, während grünes Licht bedeutet: kein Schwangerschaftsrisiko. Wird an den rot signalisierten Tagen auf ungeschützten Sex verzichtet, ist dieses Verfahren nach Herstellerangaben zu 94 Prozent zuverlässig. Das bedeutet, dass von 100 Frauen sechs schwanger werden können, weil das Gerät die fruchtbare Phase nicht richtig identifiziert hat.

Andere Zykluscomputer ermitteln ebenfalls die Konzentration der beiden Hormone und signalisieren die fruchtbaren Tage durch ein entsprechendes farbiges Licht. Bei ihnen ist die Messung und Auswertung allerdings nicht auf Verhütung, sondern auf Empfängnis ausgerichtet.

Die Eisprungphase wird angezeigt

Wie es um die Zuverlässigkeit der verschiedenen »Fruchtbarkeitstester« bestellt ist, mit denen die zyklischen Veränderungen im Zervikalschleim oder Speichel kontrolliert werden, ist unter Verhütungsexperten umstritten. Mit diesen Miniaturmikroskopen im Taschenformat, die bis zu 100-fach vergrößern, können Sie einen angetrockneten Tropfen Zervikalschleim oder Speichel genauer unter die Lupe nehmen.

Sind die typischen farnkrautartigen Kristallisationsformen zu erkennen, die durch das Sexualhormon Östrogen hervorgerufen werden, bestätigt ihnen die Schleimprobe, dass Sie sich in der fruchtbaren Eisprungphase befinden. Danach wandelt sich das zarte Kristallmuster in kleine Pünktchen oder kieselartige Gebilde: In dieser Zeit ist keine Empfängnis möglich.

Informationen aus dem Speichel

Die fadenförmigen Muster im Speichel werden übrigens durch die gleichen Veränderungen im Salz- und Proteinhaushalt bewirkt, wie das beim Gebärmutterhalsschleim der Fall ist. Die Strukturen sind im Speichel allerdings weniger stark ausgeprägt. Deshalb ist es anfangs sinnvoll, beide Körperflüssigkeiten zu beäugen, um sich mit der neuen Kontrollmethode vertraut zu machen.

Die Speicheluntersuchung hat den Vorteil, dass sie auch angewendet werden kann, wenn der Zervikalschleim, zum Beispiel durch restliche Samenflüssigkeit oder wegen einer Unterleibsentzündung, keine eindeutig interpretierbaren Ergebnisse liefert. Außerdem ist der Speichel leichter verfügbar und erspart die für manche Frauen unangenehme Manipulation im Genitalbereich. Allerdings funktionieren die Geräte nicht, wenn Sie eine Hals- und Racheninfektion haben.

Die Hersteller der Fruchtbarkeitstester versprechen bei richtiger Anwendung der Geräte ein hohes Maß an Sicherheit.

Urinuntersuchung mit Teststreifen

Inzwischen gibt es auch verschiedene Teststäbchen, mit denen Sie im Urin nachweisen können, dass der Eisprung bevorsteht. Dazu müssen Sie den frischen Morgenurin in einem sauberen Gefäß auffangen und das Teststäbchen kurz hineintauchen. Oder noch besser: Sie halten das Stäbchen treffsicher in den Harnstrahl. Verfärbt sich das Reaktionsfeld nach fünf Minuten blau, ist das ein sicheres Zeichen, dass der Körper vermehrt das luteinisierende Hormon bildet. Und das wiederum ist nur während der Zeitspanne von 24 bis 36 Stunden der Fall, wenn das reife Ei auf dem Sprung ist.

Mit dem Urintest können Sie freilich nicht die riskanten Stunden und Tage nach dem Eisprung herausfinden.

Packungen mit fünf bis sieben dieser Stäbchen, die eigentlich nicht zur Verhütung, sondern zur Schwangerschaftsplanung gedacht sind, gibt's in der Apotheke.

... und noch ein Test

Findige Verhütungsspezialisten haben offenbar eine preiswerte Möglichkeit entdeckt, die Zeit der Ovulation zu überprüfen. Sie verwenden einfache Diabetikerteststreifen, die normalerweise zum Zuckernachweis im Urin bestimmt sind, um die Konzentration von Glukose im Zervixschleim festzustellen. Denn die ist in der Eisprungphase merklich erhöht.

Damit das Reaktionsfeld auf dem Teststreifen mit dem Schleim in Kontakt kommt, muss der etwa sieben bis acht Zentimeter lange Streifen um die Fingerkuppe gelegt und vor den Gebärmuttermund geschoben werden. Zur Zeit des Eisprungs verfärbt sich das Testfeld kräftig, bei niedrigem Zuckergehalt des Schleims nimmt es dagegen nur eine leichte Tönung an.

Auch daran sollten Sie denken

Wenn Sie auf natürliche Weise Ihre fruchtbaren Tage ermitteln und sich nicht allein auf die beobachteten Körperzeichen verlassen wollen, können Sie mit Minicomputern und Teststäbchen Ihre Aufzeichnungen und Analysen überprüfen oder sich sogar das Aufschreiben ersparen.

Mittlerweile gibt es im Internet kostenlose Programme, die das zuverlässige Erfassen und Auswerten der Messdaten erleichtern sollen. Diese oder jene modernen Hilfsmittel dienen aber wohlgemerkt nur der zusätzlichen Kontrolle. Sie sind als alleinige Verhütungsmethode ungeeignet. Und keinesfalls eine Alternative zu der symptothermalen Methode, die sich an drei Körperzeichen – Temperatur, Zervixschleim und Muttermund – orientiert.

Was es sonst noch an »natürlichen« Methoden gibt

Coitus interruptus

Das ist die einfachste und wohl auch älteste Verhütungsmethode der Welt: Der Mann zieht das Glied aus der Scheide der Frau, kurz bevor der Samenerguss erfolgt. Der »unterbrochene Beischlaf«, das »Zurückziehen«, »Aufpassen« und »Vorsichtig sein« gehört neueren Statistiken zufolge zu den nach wie vor am häufigsten angewandten Formen der Empfängnisverhütung, obwohl dieser »Rückzieher« gemeinhin als äußerst unsichere Sache gilt. Die Samenflüssigkeit wird bei dieser Praktik zwar außerhalb des weiblichen Körpers vergossen, dennoch kann die Frau schwanger werden. Entweder weil der Mann, ohne es zu merken, schon einige Tropfen Samenflüssigkeit vor dem eigentlichen Orgasmus verliert (volkstümlich als »Lusttröpfchen« bezeichnet) oder weil Spermien, die beim Zurückziehen des Penis in der äußeren Umgebung der Schamlippen ausgestoßen werden, in die Scheide gelangen.

Inzwischen weiß man, dass der fruchtbare Schleim es den Samenfäden möglich macht, sich sogar von außerhalb der Scheide den Weg zu den Eileitern und damit zu dem befruchtungsfähigen Ei zu bahnen. Es ist also genau genommen für eine Empfängnis oft

gar nicht nötig, dass das Glied in die Vagina eindringt. Ziemlich riskant ist danach ein neuerliches Liebesspiel, weil Samen in die Scheide geraten kann, der sich vom ersten Erguss noch an den Händen des Mannes oder in seiner Harnröhre befindet.

Zu Pannen kommt es aber vergleichsweise häufig, weil der Mann sich doch nicht so unter Kontrolle hat, wie er möchte, und nicht rechtzeitig genug sein Glied zurückzieht. Besonders junge Liebhaber scheinen damit ihre Last zu haben. Der Coitus interruptus ist folglich nichts für Männer, die zu wenig Selbstbeherrschung haben oder gar unter verfrühter Ejakulation leiden.

Abgesehen von dem Schwangerschaftsrisiko, das diese Verhütungsart mit sich bringt, kann sie sich auch nachteilig auf die sexuelle Erlebnisfähigkeit und die Psyche der Paare auswirken. Denn bei dieser Methode muss sich der Mann stark auf seine eigenen Empfindungen konzentrieren, damit er nicht verpasst, das Glied beizeiten aus der Scheide zu ziehen. Und die Frau wird tunlichst mit »aufpassen«, wenn sie nicht schwanger werden will. Unter diesen Umständen ist es für beide wohl kaum möglich, sich ausreichend zu entspannen und dem lustvollen Gefühl hinzugeben.

Wenig lustvoll und frustrierend

Durch das abrupte Ende der Liebesvereinigung bleibt der Frau, die nicht so schnell erregt ist wie der Mann, oft nicht genügend Zeit, selbst den sexuellen Höhepunkt zu erreichen. Manche Frauen fühlen sich dem Partner in dieser Situation regelrecht ausgeliefert, weil er die alleinige Kontrolle über beides hat, den Geschlechtsakt und die Empfängnisverhütung. Sie sind enttäuscht, haben das Gefühl, nur etwas Halbes zu erleben und fühlen sich durch den plötzlichen Rückzug im Moment der Hingabe verlassen.

Dass kann mitunter ernste Folgen haben. Dies geht aus medizinischen Studien hervor, die zeigen, dass das ständige Anwenden des Coitus interruptus bei einigen Frauen offenbar zur Frigidität, zur mangelnden sexuellen Erlebnisfähigkeit, geführt hat. Diese Frauen unterdrücken beim Geschlechtsverkehr ihre Gefühle, weil sie nicht wiederholt die Enttäuschung erleben wollen, dass das Liebesspiel kurz vor ihrem Orgasmus ein jähes Ende nimmt.

Trotzdem sehr beliebt

Dass der »unterbrochene Beischlaf« für so manche handfeste Nebenwirkung verantwortlich zu machen ist, darüber gehen die Meinungen der Sexualforscher auseinander. Wenngleich dieser Methode das eine oder andere gesundheitliche Problem angelastet wird, wie etwa krampfartige Beschwerden, Nervosität oder organisch bedingte Orgasmusstörungen.

Einige Fachleute sind sogar der Ansicht, dass der Coitus interruptus durchaus eine akzeptable Form der natürlichen Verhütung sein kann. Vor allem, wenn die Partner gut miteinander harmonieren und es im Liebesspiel erreichen, dass die Frau vor dem Mann zum sexuellen Höhepunkt gelangt.

Wenig sicher

Ein Vorteil der Methode ist schließlich, dass sie völlig ohne Hilfsmittel auskommt, sodass sie jederzeit die spontane sexuelle Begegnung erlaubt. Besonders dann, wenn keine anderen Verhütungsmittel zur Hand sind. Das könnte erklären, weshalb der Coitus interruptus allen Warnungen zum Trotz so vielfach praktiziert wird. »Wenn man noch die Unsicherheit in Rechnung stellt«, meint der bekannte Berliner Gynäkologe Heinrich Gesenius, »muss die große Verbreitung dieser plumpen Notlösung in Erstaunen versetzen.«

In der Tat: Was nützen den Verhütungsentschlossenen auf lange Sicht wohlmeinende Einschätzungen, selbst von Medizinern, wenn es um die Sicherheit der Methode so schlecht bestellt ist? Immerhin ist mit einer verhältnismäßig hohen Versagerquote zu rechnen. Sie liegt laut Pearl-Index bei 10 bis 38 ungewollten Schwangerschaften.

Der Coitus interruptus gehört außerdem nicht zu den natürlichen Familienplanungsmethoden, die von der katholischen Moraltheologie gebilligt werden.

Coitus hispanicus

Das ist eine minimale aber nicht minder riskante Abwandlung des Coitus interruptus. Bei diesem »Fast-Aufpassen« zieht der Mann sein Glied nicht ganz aus der Scheide, sodass der Samen sich in den vordersten Teil, also fast »ante portas« ergießt. Der angenommene Verhütungseffekt soll darin bestehen, dass das saure Milieu der Scheide den Samenfäden sehr bald das Handwerk legt, da sie sich nur in basischem Milieu fortbewegen können. Wer den Abschnitt über die Schleimbeschaffenheit aufmerksam gelesen hat, kann sich ein Bild davon machen, wie unsicher diese Verhütungsmethode ist.

Coitus saxonicus

Das ist angeblich eine Verhütungsspezialität der Siebenbürger Sachsen: Einer der Partner drückt im letzten Augenblick, unmittelbar vor dem Samenerguss, die Gliedwurzel so fest zu, dass nicht ein Tropfen Sperma nach außen dringt. Der Samen muss stattdessen in die Harnblase des Mannes entweichen. Ob sich diese wohl nicht allzu lustvolle Technik in irgendeiner Weise schädlich auswirkt, ist nicht bekannt. Auch nicht, ob und wie viele ungewollte Schwangerschaften daraus resultieren.

Coitus reservatus

Als »Karezza-Methode« hat diese volkstümliche Verhütungspraktik vor allem zahllose Literaten beflügelt. Mit Karezza, abgeleitet von Caresse, die Liebkosung, wird die vermutlich aus Indien stammende Verhütungsmethode bezeichnet, die die geschlechtliche Vereinigung ohne Samenerguss zum Ziel hat. Bei dieser Form des »Koitus ohne Ejakulation« bleibt der Penis für eine Weile oder für geraume Zeit (bis zu Stunden) regungslos in der Scheide. Dass es nicht zum Samenerguss kommt, hängt nach Darstellung des berühmten Frauenarztes Dr. Theodoor H. van de Velde damit zusammen, dass beide Partner ihre Gedanken vom eigentlichen Geschlechtsakt ablenken und auf Vergeistigung der ehelichen Liebe und andere Dinge des Geistes konzentrieren …

Gesundheitlich bedenklich

Doch auch diese »empfängniserschwerende Technik«, die von Frauen übrigens sehr geschätzt werden soll, scheint gesundheitlich nicht unbedenklich. Wie Mediziner berichten, kann es beim Mann – wegen des venösen Blutrückstaues in den beiden Schwellkörpern des Penis – zu Schmerzen beim Wasserlassen oder zu nächtlichen Dauererektionen des Penis (Priapismus) kommen. Van de Velde hält auch aus einem anderen Grund nichts von dieser Methode. Weil, wie er meint, »normal veranlagte Männer und Frauen ernstlich Gefahr laufen, eine systematische Anwendung dieser Art der Schwangerschaftsverhütung mit einer Sexualneurose bezahlen zu müssen«. Die katholische Kirche hingegen beurteilt den stillen Sexualkontakt, im Gegensatz zum Coitus interruptus, durchaus positiv.

Es gibt keine gesicherten Zahlen über die Zuverlässigkeit der Karezza-Methode, sie wird von Sexualexperten jedoch nicht sonderlich hoch eingeschätzt.

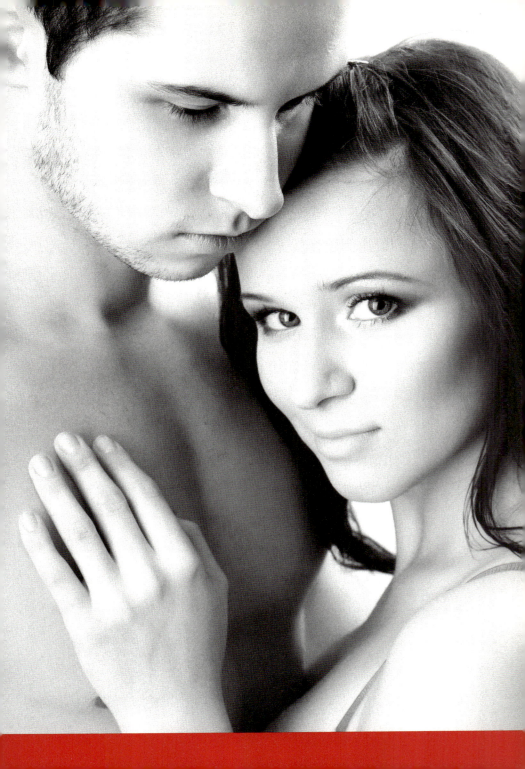

Natürliches Verhüten in besonderen Lebenslagen

Nach Absetzen der Antibabypille

Sobald Sie aufgehört haben, die »Pille« zu schlucken, können Sie mit dem natürlichen Verhüten beginnen. Das heißt: Jeden Morgen unmittelbar nach dem Aufwachen das Thermometer zücken und täglich den Gebärmutterhalsschleim testen. Und beide Ergebnisse sorgfältig in den Zykluskalender eintragen. Aber aufgepasst: Verlassen Sie sich in der Anfangszeit keinesfalls nur auf die Schleimmethode. Denn in dieser Phase kann es zu starken Hormonschwankungen kommen, weil die Eibläschen meist nicht in einem Rutsch heranreifen. Und das wiederum kann die Schleimmuster tüchtig durcheinander bringen. Obwohl es noch nicht zu einem Eisprung kommt, tauchen hin und wieder fruchtbare Schleimspuren auf. Mitunter dauert es eine geraume Weile, bis sich das Schleimbild wieder normalisiert hat. Die anfängliche Kontrolle des Zervixschleims hat also mehr den Zweck, diese Entwicklung im Auge zu behalten. Mit der Temperaturmethode hingegen können Sie schon im ersten »pillenfreien« Zyklus herausfinden, wann die unfruchtbare Zeit beginnt. Falls

beispielsweise der Eisprung auf sich warten lässt, nachdem Sie die Pille abgesetzt haben, zeigt das Thermometer über längere Zeit keine höheren Werte an, und das passiert gar nicht so selten.

Abschied von der Pseudoschwangerschaft

Der Körper muss sich erst auf die neue Situation einstellen, denn bis dahin hat ja die Pille den Eisprung verhindert (daher sind die vermeintlichen Periodenblutungen tatsächlich sogenannte Entzugsblutungen, die nur deshalb entstehen, weil die synthetischen Hormone ein paar Tage lang nicht zum Zuge kommen). Diese Hormone haben den Körper quasi permanent in den Zustand einer Pseudoschwangerschaft versetzt. Nach dem Pillenentzug stellt sich bei vielen Frauen aber recht bald, spätestens nach drei Perioden, der natürliche Zyklus wieder ein. Sollte sich der Eisprung erheblich verzögern, bedeutet das für die Methodenneulinge, dass sie eine längere Zeit der sexuellen Abstinenz hinnehmen müssen (falls sie nicht auf andere Weise eine Empfängnis verhindern). Denn sonst geht die Frau das Risiko ein, bereits im ersten Monat nach Absetzen der Pille schwanger zu werden. Im ersten Beobachtungszyklus sollten Sie deshalb sicherheitshalber erst ab dem Abend des vierten Tages mit Ihrem Partner schlafen, an dem eine höhere Temperatur gemessen wird. An allen darauffolgenden Zyklen gelten die bekannten Regeln der Basaltemperaturmethode – und sobald das Schleimmuster eindeutig zu interpretieren ist, die der symptothermalen Methode.

Nach der Geburt

Auch nach der Geburt eines Kindes (ebenso nach einer Fehlgeburt oder einem Schwangerschaftsabbruch) können Sie sich erst dann auf die natürlichen Methoden der Empfängnisverhütung verlassen, wenn Ihr Zyklus wieder stabil ist. Wenn also auch die Periodenblutung wieder eingesetzt hat.

Anders als in der Situation nach der Pilleneinnahme ist es nach der Geburt ratsam, die natürliche Verhütung mit der Schleimbeobachtung zu beginnen. Da nicht abzusehen ist, wann die Menstruationsblutung wieder einsetzt, der Eisprung sich aber bereits zwei Wochen davor ereignet, liefert das Schleimzeichen den ersten »Fingerzeig« auf die wiederkehrende Fruchtbarkeit. Würde stattdessen nur die Temperatur gemessen, könnte der starke Anstieg zwar anzeigen, dass der Eisprung erfolgt ist – aber dann haben Sie bereits einige fruchtbare und damit risikoreiche Tage hinter sich.

Schützt Stillen vor einer Schwangerschaft?

Die weitverbreitete Annahme, dass langes Stillen die beste Verhütungsmethode ist, weil durch das Milchbildungshormon (Prolaktin) der Eisprung hinausgezögert wird, ist nach heutiger Kenntnis, zumindest für unsere Breiten, offenbar nur bedingt gültig. Es wird zwar stets betont, dass die empfängnisregelnde Wirkung nur dann einsetzt, wenn die Mütter ihre Kinder voll stillen und die Babys keine andere Nahrung zugesetzt bekommen. Zudem darf der längste Stillabstand fünf Stunden nicht überschreiten, weil andernfalls der Prolaktinspiegel zu schnell absinkt – und damit die Wahrscheinlichkeit fruchtbar zu werden ansteigt.

Die lange Stillzeit in tropischen Ländern, zum Beispiel von Kindern in Papua-Neuguinea, wo es nichts Außergewöhnliches ist, wenn ein Baby 40 Monate ausschließlich »die Brust« bekommt, wird als Beweis dafür angeführt, dass Stillen der entscheidende Faktor für die relativ geringe Fruchtbarkeit und damit für das vergleichsweise langsame Wachstum der Bevölkerung ist.

Erhöhtes Risiko nach der Geburt

Kritiker warnen jedoch davor, die Forschungsergebnisse so ohne Weiteres auf unsere Verhältnisse zu übertragen. Die reichliche Produktion des Prolaktins sei schließlich nur durch die permanente Stimulierung zu erreichen. Anders ausgedrückt: Nur weil die kleinen Papaguineaer so gut wie ständig an der Brust ihrer Mütter hängen und an der Brustwarze saugen, werden die entsprechenden Hormone in ausreichender Menge freigesetzt. Kein Vergleich also zu den Stillgewohnheiten (und -möglichkeiten) bundesdeutscher Mütter.

Dass Stillen sechs Wochen nach der Geburt als einzige Verhütungsmaßnahme genüge, wird von erfahrenen Medizinern ohnehin als »Ammenmärchen« abgetan. Wohl kaum ein praktizierender Frauenarzt, der nicht davon berichten kann, dass auch Frauen, die ihr Kind stillen, fruchtbare Tage hatten.

Sobald nach der Entbindung der Ausfluss aus der Gebärmutterwunde (Lochialblut) abgeklungen ist, sollte die Frau damit beginnen, den Zervixschleim zu untersuchen. Manche Verhütungsexperten schlagen außerdem vor, bereits in der dritten Woche nach der Entbindung wieder mit dem Temperaturmessen zu beginnen und ab der sechsten Woche den Gebärmutterhals auf die charakteristischen Merkmale hin abzutasten.

In den Wechseljahren

Wenn in den Wechseljahren allmählich die Fruchtbarkeit der Frau nachlässt und hormonelle Schwankungen die Zykluskurven bestimmen, ist es nicht nur möglich, sondern geradezu angebracht, weiterhin auf natürliche Weise die Empfängnis zu verhüten. Und zwar in erster Linie mit der Schleimmethode, ergänzt durch die Muttermundkontrolle.

Es macht in dieser Zeit wenig Sinn, ausschließlich die Basaltemperatur fleißig zu messen, weil zunehmend seltener ein Ei aus seinem Bläschen springt und somit die Temperatur um einige Zehntelgrade erkennbar in die Höhe treibt. Denn die Eierstöcke stellen – meist zwischen dem 45. und 55. Lebensjahr – nach und nach ihre Tätigkeit ein.

Da die Eierstöcke immer weniger von den Geschlechtshormonen Östrogen und Progesteron bereitstellen, verändern sich die Zyklen zum Teil erheblich. Sie sind mal kürzer, mal länger, wobei die Blutungen stärker oder schwächer ausfallen, länger anhalten oder häufiger auftreten. Typisch sind oft lange Phasen von Trockenheit, die ab und an von kurzen Schleimphasen unterbrochen werden. Selbst wenn der Schleim oder ein Gefühl der Feuchtigkeit sich nur an ein oder zwei Tagen bemerkbar macht, signalisiert dieses Körperzeichen unmittelbar den Beginn der Fruchtbarkeit.

Längere Phasen ohne Schleim

Da während der Wechseljahre ziemlich ungewiss ist, ob und wann mit einem Eisprung zu rechnen ist, könnte ein Paar womöglich mehrere Wochen nicht miteinander schlafen, würde es damit warten, bis sich die Temperaturhochlage endlich in der Zykluskurve abgezeichnet hat. Die Schleimbeobachtung ist deshalb nicht nur die zuverlässigere, sondern auch annehmbarere Alternative oder Ergänzung. Denn gerade in den Wechseljahren, wenn die Frau durchaus über längere Phasen keinen Schleim an sich beobachten kann, signalisieren ihr bereits geringe Spuren von Schleim oder das Gefühl von Feuchtigkeit, dass womöglich die fruchtbare Zeit beginnt. Das gilt übrigens auch für etwaige Schmierblutungen, die während des Klimakteriums häufiger auftreten.

Mit der Muttermunduntersuchung kann die Frau (oder ihr Partner) jedenfalls zusätzlich überprüfen, wie es um die Fruchtbarkeit bestellt ist. Zur Erinnerung: In der unfruchtbaren Phase ist der Gebärmutterhalsausgang fest und geschlossen. Es ist dann auch nicht möglich, ihm etwas Schleim zu entnehmen. Sobald sich der Muttermund in irgendeiner Weise verändert, ist anzunehmen, dass die fruchtbare Zeit beginnt.

Wie lange verhüten?

Mediziner haben zwar so ihre Faustregeln, ab wann eine Frau unfruchtbar ist – etwa wenn sie über 45 Jahre alt ist und zwölf Monate keine Periodenblutung hatte oder wenn sie mindestens 50 Jahre alt ist und die letzte Blutung sechs Monate zurückliegt – dennoch sollte in solch einem Fall eine ärztliche Untersuchung klären, ob die Verhütung tatsächlich überflüssig ist.

Bei Kinderwunsch

Falls Sie sich Nachwuchs wünschen, brauchen Sie die Regeln der natürlichen Empfängnisverhütung nur auf den Kopf zu stellen. Genauer: Sie führen weiterhin Buch über alle wichtigen Körperzeichen, wie Temperatur, Spinnbarkeit des Schleims und Muttermundveränderungen – und versuchen auf diese Weise herauszufinden, wann sich der nächste Eisprung ereignet. Fachleute raten dazu, etwa fünf Tage vor dem erwarteten Eisprung aufs Liebesspiel zu verzichten, damit sich am fruchtbarsten Tag (das ist der Tag vor dem Eisprung, an dem sich der Schleim zu langen Fäden spinnen lässt) genügend Samenfäden auf den Weg machen können, um mit dem befruchtungsfähigen Ei zu verschmelzen. Da Sie als Anwenderin der natürlichen Geburtenkontrolle eine exakte Temperaturkurve angelegt haben, können Sie den Geburtstermin ziemlich genau eingrenzen: Er liegt etwa 266 Tage nach dem ersten Tag der Temperaturhochlage.

Alles in allem eine moderne und sichere Methode

Falls Sie es erstmals mit der natürlichen Familienplanung versuchen, ist es allemal hilfreich, wenn Sie sich über die Buchlektüre hinaus von einer Frauenärztin oder einem Frauenarzt Informationen einholen oder sich von fachkundigen Beratern in der Fruchtbarkeitswahrnehmung unterweisen lassen. Adressen von Beratungsstellen finden Sie beispielsweise im Internet.

Denn je mehr Sie über die empfängnisregelnde Methode wissen, umso sicherer können Sie die verschiedenen Zeichen der Fruchtbarkeit einschätzen und somit die riskanten von den ungefährlichen Tagen im Zyklus unterscheiden. Wenn Sie und Ihr Partner sich nun noch konsequent an die Regeln halten und nur während der unfruchtbaren Tage nach dem Eisprung miteinander schlafen, können Sie mit der Methode der kombinierten Temperatur- und Schleimbeobachtung sehr sicher verhüten (falls Sie sich in der fruchtbaren Zeit auf andere Weise vor einer Schwangerschaft schützen, zum Beispiel durch Coitus interruptus, so müssen Sie bei der Sicherheit freilich entsprechende Abstriche machen).

Sobald Sie die moderne natürliche Methode der Empfängnisverhütung praktisch anwenden, werden Sie schon bald feststellen, dass Sie, wie viele andere Frauen und ihre Partner auch, nach einer gewissen Übungsphase ganz selbstverständlich und gelassen damit umgehen. Temperatur messen, Muttermund tasten, Schleim kontrollieren – all das bekommen Sie über kurz oder lang leicht in den Griff.

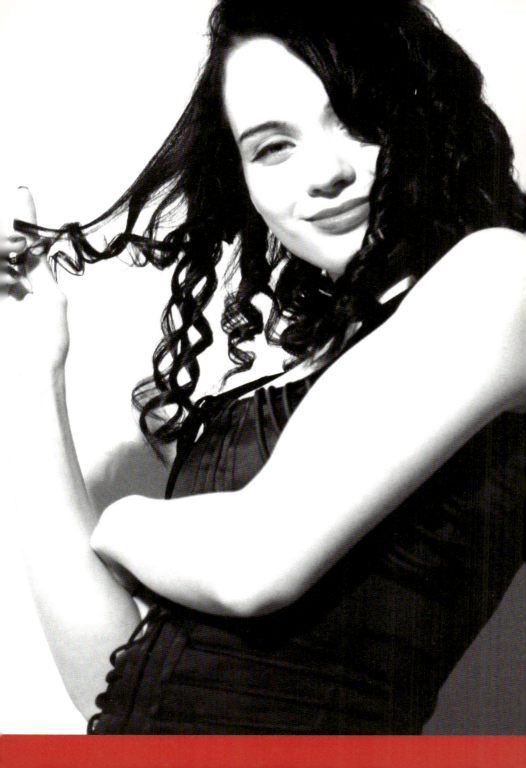

Index

A
Aids 31
Antibabypille 2|18|23|26|38|96

B
Barrieremethode 39|80
Basaltemperatur 36|37|57|62|69|79|86|99
Bauchhöhlenschwangerschaften 31
Billings 50|65|73|74
Brustsymptome 75|79

C
Coitus hispanicus 2|93
Coitus interruptus 2|36|50|90|91|92|93|94|102
Coitus reservatus 2|94
Coitus saxonicus 2|93
Computerthermometer 85|86.
Creme 28

D
Diaphragma 27|50|83
Dreimonatsspritze 18|25|50
Durchfall 26

E
Eisprung 2|11|12|13|14|16|17|23|24|26|39|52|53|54|55|57|58|59|60|61|62|63|65|66|69|70|71|72|75|77|78|79|88|96|97|98|100|101|102
Eisprungphase 67|68|87|89
Ejakulation 15|31|91|94
Empfängniserschwerende Technik 94
Empfängnisregelung 4|5|6|20|32|39|42|49|62
Empfängnisverhütung 2|5|10|18|19|27|36|40|42|43|45|47|49|64|90|91|97|101|102
Erbrechen 26

F
Follikel 11|12|16
Fruchtbare Zeit 2|14|67|74|100|101
Fruchtbarkeit 14|32|37|43|49|75|82|98|99|100|102
Fruchtbarkeitsbestimmung 6
Fruchtbarkeitszeichen 79
Fruchtbarkeitszyklus 11

G
Gebärmutter 12|13|16|22|23|25|26|27|28|29|30|31|43|66|77
Gebärmutterhals 15|16|23|63|66|70|77|99
Gebärmutterhalskappe 27
Gebärmutterhalsschleim 2|24|36|65|67|76|79|82|88|96
Gebärmutterhöhle 15|66
Geburt 2|11|64|77|84|97|98|99
Geburtenkontrolle 4|5|6|7|19|39|44|45|46|56|101
Gel 28|29|50
Gelbkörper 12|13|63
Gelbkörperhormon 57|63|79|104
Geschlechtsverkehr 14|26|27|29|44|53|55|64|71|72|80|83|86|92
Gestagen 12|23|24
Gewichtszunahme 24
Glukose 68|89

H
Hermann Hubert Knaus 42
Hirnanhangdrüse 11|12
HIV 31
Hochstimmung 79
Hormone 2|11|23|24|25|86|87|97|99
Hormoneller Schutz 2|23
Hormonhaushalt 11|28
Hormonpflaster 18
Hypophyse 11
Hypothalamus 11

I
Immunschwächekrankheit 31
Implantat 18|25|33
Intra-Uterin-Pessar 50
Intrauterinspirale 27

K

Kalendermethode 2|10|36|42|50|52|53|54|55|56|61|65|72|75
Karezza-Methode 94
Keimzellen 15
Kinderwunsch 2|7|18|33|43|44|62|101
Kirche 54|94
Kiusako Ogino 42
Knaus 42|52|72|74|75
Kombinierte Pille 24
Kondom 27|31|32|38|44|50|64|83
Kondome für Frauen 32
Kontrazeptiva 6|24|26|38
Konzentrationsschwäche 79
Kopfschmerzen 24
Körpersignale 17
Körpertemperatur 13|36|57|60|63|74|75
Krypten 14
Kunststoffring 25
Kunststoffspiralen 30

L

Latex 32
Lea-Contrazeptivum 29
Levornogestrel 26
Lochialblut 99

M

Magenverstimmung 26
Mechanische Barrieren 2|27
Menopause 11|46|63
Menstruation 11|13|61|78|105
Messfühler 59|85
Milchbildungshormon 98
Minicomputer 59|85|86|87|105
Mini-Pille 24
Missbildungen 84
Mittelschmerz 37|74|78|82
Monatsblutung 11|12|53|60|61|66|71|78|79
Monatszyklus 14|16|37|54|57
Moraltheologie 93
Morning-after-pill 26
Müdigkeit 24
Muttermund 15|22|27|28|29|32|37|66|68|74|76|77|78|80|89|101|102

N

Natural Family Planning 37
Natürliche Familienplanung 2|5|37
Nebenwirkungen 19|20|23|24|26|39|43|48|54|82|85
NFP 5|37|38|49|56|86
Niedergeschlagenheit 79

O

Ogino 42|52|72|74|75
Östrogen 12|23|24|25|66|77|87|100
Ovulation 12|13|52|55|63|89
Ovulationstest 89

P

Pariser 31
Pearl-Index 2|19|29|32|46|47|48|49|64|65|74|84|93
Pille für den Mann 32|33|34
Polyurethan 32
Portio 28
Portiokappe 28|29
Präservative 31
Priapismus 94
Pro-Familia 81
Progesteron 12|13|57|60|66|67|100
Prolaktin 98
Prolaktinspiegel 98|105
Pseudoschwangerschaft 97
Pubertät 11|14

R

Regelblutung 11|52|55|57|60
Rhythmusmethoden 84

S

Samenerguss 15 | 36 | 90 | 93 | 94
Samenfäden 2 | 14 | 15 | 16 | 22 | 54 | 90 | 93 | 101
Schaumtabletten 22
Scheidenentzündungen 27
Scheidenpessar 27 | 28 | 44 | 64
Scheidenwand 28
Schleimhaut 13 | 14 | 30
Schleimmethode 36 | 50 | 65 | 70 | 72 | 73 | 96 | 99
Schleimpfropf 16
Schleimzeichen 98
Schwangerschaftskomplikationen 84
Schwangerschaftsabbruch 97
Sexualhormon 12 | 33 | 87
Sexualneurose 94
Sexualzyklus 80
Silikonkappe 29
Spannungsgefühl 24 | 37
Sperma 15 | 31 | 93
Spermatozoon 15
Spermizid 29
Spermizide 22
Spirale 4 | 19 | 25 | 29 | 30 | 38 | 43 | 48 | 50
Spontanaborte 84
Sterilisation 27 | 32 | 33 | 50
Stillen 98 | 99
Stillzeit 63 | 64 | 98
Stimmungsschwankungen 79
Symptothermale Methode 17 | 36 | 84

T

Tabletten 22 | 50
Temperaturmethode 2 | 36 | 50 | 57 | 60 | 61 | 62 | 63 | 64 | 65 | 74 | 85 | 96

U

Übelkeit 24
Unfruchtbarkeit 30 | 70 | 75
Unruhe 79
Unverträglichkeiten 30
Urintest 88
Urinuntersuchung 88
Uterus 13

V

Vaginalring 18
Vaginalschwämmchen 27 | 29
Vasektomie 32
Vatikanisches Roulette 4
Verhaltensmethoden 5 | 10
Verhüterli 31
Verhütungspflaster 25
Verhütungsschwamm 29
Verhütungsstäbchen 25

W

Wechseljahre 55 | 100
Wechseljahressymptome 33
Weltgesundheitsorganisation 20
WHO 20

Z

Zervixschleim 16 | 65 | 66 | 67 | 89 | 99
Zwillinge 11
Zwischenblutungen 24
Zyklus 2 | 11 | 12 | 13 | 16 | 23 | 27 | 37 | 40 | 44 | 47 | 52 | 53 | 54 | 55 | 59 | 62 | 63 | 65 | 66 | 67 | 71 | 76 77 | 82 | 85 | 96 | 97 | 98 | 102
Zyklusblatt 36
Zyklusphänomene 80

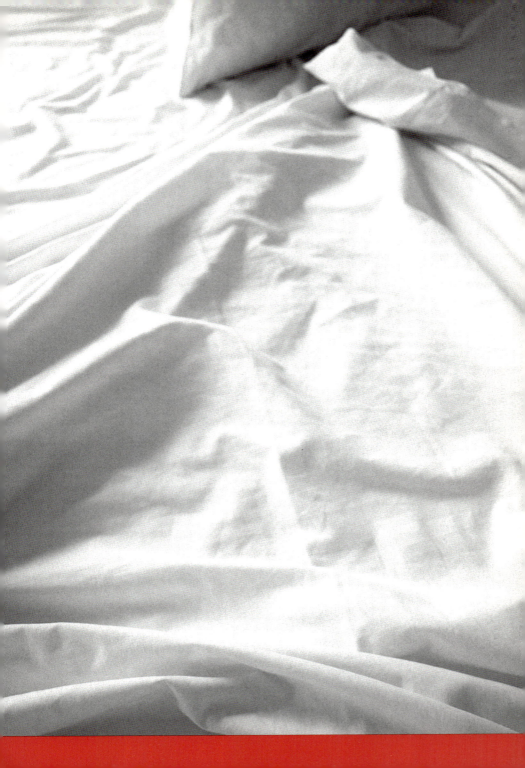

Leseempfehlungen rund um LOGI und um den gesunden Lebensstil.

LOGI-METHODE.
Glücklich und schlank.
Mit viel Eiweiß und dem richtigen Fett.
Das komplette LOGI-Basiswissen.
Von Dr. Nicolai Worm
978-3-927372-26-9 — 19,90 EUR

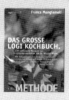

LOGI-METHODE.
Das große LOGI-Kochbuch.
120 raffinierte Rezepte zur Ernährungsrevolution von Dr. Nicolai Worm.
Mit exklusiven LOGI-Kompositionen der Spitzenköche Alfons Schubeck, Vincent Klink, Ralf Zacherl, Christian Henze und Andreas Gerlach.
Von Franca Mangiameli
978-3-927372-29-0 — 18,90 EUR

LOGI-METHODE.
Das neue große LOGI-Kochbuch.
120 neue Rezepte – auch für Desserts, Backwaren und vegetarische Küche.
Jede Menge LOGI-Tricks und die klügsten Alternativen zu Pizza, Pommes und Pasta.
Von Franca Mangiameli und Heike Lemberger
978-3-927372-44-3 — 19,95 EUR

LOGI-METHODE.
Die LOGI-Kochkarten.
Die besten LOGI-Rezepte.
Einfallsreich, einfach, preiswert.
978-3-927372-45-0 — 17,95 EUR

LOGI-METHODE.
LOGI-Guide.
Tabellen mit über 500 Lebensmitteln, bewertet nach ihrem glykämischen Index und ihrer glykämischen Last.
Von Franca Mangiameli und Dr. Nicolai Worm
978-3-927372-28-3 — 6,90 EUR

LOGI-METHODE.
LOGI-Tageskalender 2011.
Rezepte und Tricks für jeden Tag.
978-3-927372-58-0 — 15,95 EUR

LOGI-METHODE.
Die LOGI-Akademie.
LOGI lehren – LOGI verstehen.
Ein Leitfaden zur Patientenschulung und zum Selbststudium.
Von Franca Mangiameli
978-3-927372-59-7 — 48,00 EUR

LOGI-METHODE.
Das LOGI-Menü.
Logisch kombiniert: 50 Vorspeisen, 50 Hauptgerichte, 50 Desserts.
Von Franca Mangiameli
978-3-927372-60-3 — 29,95 EUR

LOGI-METHODE.
Abnehmen lernen.
In nur zehn Wochen!
Das intelligente LOGI-Power-Programm zur dauerhaften Gewichtsreduktion. Mit diesem Tagebuch werden Sie Ihr eigener LOGI-Coach!
Von Heike Lemberger und Franca Mangiameli
978-3-927372-46-7 — 18,95 EUR

Über 300.000 Leser kauften LOGI-Bücher! Damit ist die LOGI-Methode eine der erfolgreichsten Ernährungsratgeber-Reihen auf dem Markt.

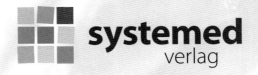

Leicht abnehmen!
Geheimrezept Eiweiß.
So werden Sie die Pfunde sicher los!
Gewicht verlieren mit Eiweiß und
Formula-Mahlzeiten. Und dann: gesund und schlank auf Dauer mit LOGI.
Von Dr. Hardy Walle und
Dr. Nicolai Worm
978-3-927372-39-9 — 19,95 EUR

Leicht abnehmen!
Das Rezeptbuch.
Gewicht verlieren mit Eiweiß und
Formula-Mahlzeiten.
Und für danach: 70 einfache und
abwechslungsreiche LOGI-Rezepte
rund um den Powerstoff Eiweiß.
Von Dr. Hardy Walle
978-3-927372-40-5 — 12,95 EUR

66 Ernährungsfallen
… und wie sie mit Low-Carb
zu vermeiden sind.
- in typischen Alltagssituationen
- für Büro und Freizeit
- mit Einkaufsführer im Supermarkt
- mit ausführlichem Restaurant-Guide
Von Petra Linné und Barbara Gassert
978-3-927372-55-9 — 15,95 EUR

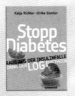

Stopp Diabetes.
Raus aus der Insulinfalle
dank der LOGI-Methode.
Von Katja Richert und Ulrike Gonder
978-3-927372-56-6 — 16,95 EUR

Syndrom X oder
Ein Mammut auf den Teller!
Mit Steinzeitdiät aus der
Wohlstandsfalle
Von Dr. Nicolai Worm
978-3-927372-23-8 — 19,90 EUR

Sind wir morgen alle dick?
40 Jahre Ernährungslügen.
10 Kilo Übergewicht.
Von Pierre Weill
978-3-927372-52-8 — 15,95 EUR

Mehr vom Sport!
Low-Carb und LOGI in der
Sporternährung.
Unter Mitwirkung zahlreicher
Spitzensportler: Boxweltmeister
Felix Sturm, Schwimmprofi Mark
Warnecke, Leichtathlet Danny Ecker
und viele mehr.
Von Clifford Opoku-Afari,
Dr. Nicolai Worm und Heike Lemberger
978-3-927372-41-2 — 19,95 EUR

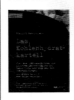

Das Kohlenhydratkartell.
Über die Diätkatastrophe,
die finsteren Machenschaften der
Zuckerlobby und Wege
aus dem Diätendschungel.
Von Clifford Opoku-Afari
978-3-927372-43-6 — 12,95 EUR

Yes, I can!
Erfolgreich schlank
in 365 Schritten.
Von Dr. Ilona Bürgel
978-3-927372-51-1 — 15,00 EUR

www.systemed.de

systemed Verlag
Kastanienstraße 10 · D-44534 Lünen
Telefon 02306 63934
Telefax 02306 61460
www.systemed.de
faltin@systemed.de

Heilkraft D.
Wie das Sonnenvitamin vor Herzinfarkt, Krebs und anderen Zivilisationskrankheiten schützt.
Von Dr. Nicolai Worm
978-3-927372-47-4 — 15,95 EUR

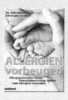

Allergien vorbeugen.
Allergieprävention heute.
Toleranzentwicklung fördern statt Allergene vermeiden.
Von Dr. Imke Reese und Christiane Schäfer
978-3-927372-50-4 — 14,95 EUR

Homöopathie – sanfte Heilkunst für Babys und Kinder.
Homöopathische Behandlung im Alltag.
Von Angelika Szymczak
978-3-927372-49-8 — 19,95 EUR

Das Hatha Yoga Lehrbuch.
Sampoorna Hatha Yoga, Perfektion in Bewegung.
Die 250 schönsten Übungen.
Von Marcel Anders-Hoepgen
978-3-927372-53-5 — 29,95 EUR

Audio-CDs von
Marcel Anders-Hoepgen

- **Kraft tanken.**
  Entspannung für den Tag.
  Geführte Meditation.
  978-3-927372-61-0 — 9,95 EUR

- **Gut schlafen.**
  Entspannung für die Nacht.
  Geführte Meditation.
  978-3-927372-62-7 — 9,95 EUR

Johanniskraut.
Wenn die Nerven verrückt spielen.
Sanfte Hilfe bei Depression und Niedergeschlagenheit.
Von Anita Heßmann-Kosaris
978-3-927372-38-2 — 10,95 EUR

Natürlich verhüten ohne Pille.
Welche Methode ist die beste?
Alle sicheren Alternativen.
Was tun bei Kinderwunsch?
Wie man die natürlichen Techniken rasch und sicher erlernt.
Von Anita Heßmann-Kosaris
978-3-927372-63-4 — 14,95 EUR

Gesund durch Stress!
Wer reizvoll lebt,
bleibt länger jung!
Von Hans-Jürgen Richter und
Dr. Peter Heilmeyer
978-3-927372-42-9 — 15,95 EUR

Mehr Infos zu den aktuellen Titeln, zum Programm, zu den Autoren und zu weiteren Neuerscheinungen finden Sie im Internet auf www.systemed.de.

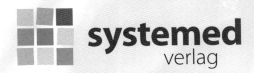

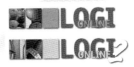

LOGI-Grundlagenbroschüren.
- Den Typ-2-Diabetes an der Wurzel packen.
- Syndrom X: Metabolisches Syndrom.
- Süßes Blut rächt sich bitter.

Paketpreis: 7,50 EUR
(erhältlich nur beim Verlag)

LOGI und Low Carb in der Sporternährung.
Glykämischer Index und glykämische Last — Einfluss auf Gesundheit und körperliche Leistungsfähigkeit.
Von Jan Prinzhausen
978-3-927372-30-6 — 24,90 EUR

www.logi-online.de
- Eine Online-Betreuung zur dauerhaften Veränderung Ihres Ernährungsverhaltens!

www.logi-online2.de
- Für Gesundheitsbewusste, die nach LOGI kochen und leben wollen.

Beide Programme dauern jeweils 12 Wochen und kosten EUR 49,00.

Praxisbroschüre LOGI im Alltag. Einfach umdenken und anfangen.
Ein praxisnaher Wegweiser für die ersten Gehversuche mit der LOGI-Methode. Für Gesundheit, Wohlbefinden und Wunschfigur.
978-3-927372-35-1 — 3,90 EUR

DIN-A1-Poster die LOGI-Pyramide.
EUR 6,50
zzgl. EUR 5,00 Versand
(erhältlich nur beim Verlag)

Praxisbroschüre Ernährungstherapie nach der LOGI-Methode.
Die tägliche Umsetzung der kohlenhydratregulierten Ernährung nach der LOGI-Methode.
Empfehlungen, Praxiswissen, Speisepläne und Beispielrezepte aus der Reha-Klinik Überruh in Isny im Allgäu.
978-3-927372-36-8 — 4,90 EUR

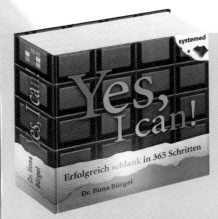

Yes, I can!
Erfolgreich schlank in 365 Schritten.
Von Dr. Ilona Bürgel
978-3-927372-51-1
15,00 EUR

Was halten SIE von Diäten? Nichts, weil eh sinnlos? Nichts mehr, weil Sie schlechte Erfahrungen haben? Sie streben trotzdem ein schönes Leben mit Gesundheit, Vitalität und Wunschgewicht an? Dann ist dieses Buch genau das richtige für Sie. Ein Buch, das Möglichkeiten und Wege zeigt, endlich und dauerhaft Ihr Ziel zu erreichen: Ihre Wunschfigur.

Impressum

©2010 systemed Verlag, Lünen. Alle Rechte vorbehalten. Nachdruck, auch auszugsweise, sowie Verbreitung durch Film, Funk und Fernsehen, durch fotomechanische Wiedergabe, Tonträger und Datenverarbeitungssysteme jeglicher Art nur mit schriftlicher Genehmigung des Verlages.

Hinweis

Das vorliegende Buch ist sorgfältig erarbeitet worden. Dennoch erfolgen alle Angaben ohne Gewähr. Weder Autorin noch Verlag können für eventuelle Nachteile oder Schäden, die aus den im Buch gemachten praktischen Hinweisen resultieren, eine Haftung übernehmen.

Redaktion: systemed Verlag, Lünen
Satz und Infografik: A flock of sheep, Lübeck
Titelfoto: Barnaby Hall / Photonica / Getty Images
Druck: Druckerei Theiss, Wolfsberg
ISBN: 978-3-927372-63-4

1. Auflage

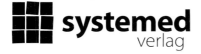